W0077073

Knaur.

Knaur.

Im Knaur Taschenbuch Verlag ist bereits
folgendes Buch des Autors erschienen:
Die Krankmacher. Wie Ärzte und Patienten
immer neue Krankheiten erfinden

Über den Autor:
Dr. med. Werner Bartens, Jahrgang 1966, studierte Medizin, Geschichte und
Germanistik und war als Arzt an den Universitätskliniken Freiburg und
Würzburg tätig; Forschungsaufenthalte in den USA und am Max-Planck-
Institut für Immunbiologie. Heute ist er Medizinredakteur der *Süddeutschen
Zeitung* und lebt bei München. Er wurde mehrfach mit Preisen für Wissen-
schaftsjournalismus ausgezeichnet. Von ihm sind unter anderem die Bücher
Die Krankmacher, Lexikon der Medizin-Irrtümer und *Das neue Lexikon der
Medizin-Irrtümer* und *Alles über das Eine* erschienen.
Weitere Informationen: www.werner-bartens.de

Werner Bartens

Das Ärztehasserbuch

Ein Insider packt aus

KNAUR TASCHENBUCH VERLAG

Besuchen Sie uns im Internet:
www.knaur.de

Originalausgabe Mai 2007
Copyright © 2007 bei Knaur Taschenbuch.
Ein Unternehmen der Droemerschen Verlagsanstalt
Th. Knaur Nachf. GmbH & Co. KG, München
Alle Rechte vorbehalten. Das Werk darf – auch teilweise –
nur mit Genehmigung des Verlages wiedergegeben werden.
Umschlaggestaltung: ZERO Werbeagentur, München
Umschlagabbildung: Corbis
Satz: Adobe InDesign im Verlag
Druck und Bindung: Clausen & Bosse, Leck
Printed in Germany
ISBN 978-3-426-77976-7

Danke an
Sebastian Herrmann, Ulrich Bröckling,
Christian Strub und besonders an Silke.

Inhalt

Beipackzettel

Liebe Patientin, lieber Patient, liebe Ärztin, lieber Arzt!
Bitte lesen Sie folgende Gebrauchsinformation aufmerksam,
weil sie wichtige Informationen darüber enthält, was Sie bei der
Anwendung dieses Buches beachten sollten. Wenden Sie sich bei
Fragen bitte an Ihren Arzt oder Apotheker beziehungsweise an
Ihre Patienten oder die ärztlichen Standesorganisationen.

Anwendungsgebiete: Dieses Buch soll Ihre Wahrnehmung
schärfen und Ihnen die Augen öffnen. Manchmal geht es im
folgenden um Inkompetenz und Pfusch der Mediziner. Mindestens so wichtig sind aber die vielen alltäglichen Grausamkeiten, die Ärzte im Umgang mit ihren Patienten begehen:
Der Missbrauch des Arzt-Patienten-Verhältnisses. Die Igno-
ranz und Gefühlskälte der Mediziner. Die Unfähigkeit mancher Ärzte, sich in die Nöte, Ängste und Sorgen der Patienten hineinzuversetzen, oder ihr Unwille, es wenigstens einmal zu versuchen.

»Hass« ist ein großes Wort. Es ist eher eine Art Hassliebe,
die in diesem Buch zum Ausdruck kommt. Eine Enttäu-
schung darüber, wie aus idealistischen jungen Studenten in
wenigen Jahren zynische Ärzte werden können. Wie manche
Mediziner die Medizin mit Füßen treten. Wie sie verkennen,
was die Menschen, die ihnen anvertraut sind, wirklich brauchen. Wie sie die Patienten als ihre natürlichen Feinde und
als lästige Störenfriede ansehen, anstatt als den Sinn und das
Ziel all ihrer Bemühungen.

Gegenanzeigen: Es gibt viele gute Ärzte in diesem Land, die sich aufopferungsvoll um ihre Patienten kümmern und Tag und Nacht für sie da sind. Die erkennen, was für die Patienten wichtig ist und was in Wirklichkeit das Problem ist, wenn der Kranke diese oder jene Beschwerden angibt. Wenn Sie als Patient das Glück haben, an einen solchen Arzt zu geraten, und ihm vertrauen, bleiben Sie um alles in der Welt bei ihm. Dann brauchen Sie dieses Buch nicht. Und wenn Sie ein solcher Arzt sind, der fast alles richtig macht und seine Patienten ernst nimmt, brauchen Sie dieses Buch ebenfalls nicht.

Dosierung und Art der Anwendung: Sie können dieses Buch von vorne bis hinten lesen. Diese Art der Lektüre hat sich bei ähnlichen Produkten bestens bewährt, doch auch wenn Sie Kapitel überspringen, ist bisher nichts über schädliche Wirkungen bekannt.

Soweit von Ihrem Arzt nicht anders empfohlen, lesen Sie dieses Buch dreimal täglich, am besten morgens, mittags und abends nach den Mahlzeiten. Sie sollten die Seiten unzerkaut zu sich nehmen, etwas Flüssigkeit kann nicht schaden, wobei Alkohol die Wirkung verstärken kann. Wer zu Bluthochdruck oder leichtem Schlaf neigt, sollte das Buch in kleinerer Dosis und nicht am Abend vor dem Einschlafen zu sich nehmen.

Sie sollten kontinuierlich lesen, am besten fünf bis sieben Tage hintereinander, sonst könnten sich während zu langer Pausen Resistenzen bilden. Eine erhöhte Dosis benötigen Sie möglicherweise, wenn ein akuter Arztbesuch bevorsteht.

Dieses Buch wurde ausschließlich an Erwachsenen getestet. Erfahrungen mit Kindern liegen noch nicht vor. Aus bisherigen Untersuchungen lässt jedoch nichts darauf schließen, dass Kinder und Jugendliche das Buch nicht vertragen könnten. Um eventuelle Überreaktionen auszuschließen, sollte die tägliche Dosis für Kinder jedoch vorsichtshalber halbiert werden.

Risiken und Nebenwirkungen: Zu Beginn der Lektüre kann es sein, dass Sie sich verunsichert fühlen und keinem Arzt mehr vertrauen wollen. Das geht vorbei. Nach und nach werden Sie sich in Ihrer Urteilskraft gestärkt sehen und spüren, bei welchem Arzt Sie sich wohl fühlen und wem Sie sich anvertrauen wollen.

Selbstdiagnose

Es ist eine seltsame Art der Verrohung, eine stetig anschwellende Gefühllosigkeit, die angehende Doktoren während der Verwandlung vom idealistischen Novizen im Medizinstudium zum abgebrühten Assistenzarzt durchmachen. Nur wenige behalten ihre offene, menschenfreundliche Art bei. Es ist offenbar schwer, sich angesichts all des Leidens, über das man als Mediziner liest, das man sieht und aus nächster Nähe erfährt, das Gespür für die Nöte und Ängste der Kranken zu bewahren oder es gar weiterzuentwickeln. Dabei sind es im Umgang mit Patienten in erster Linie diese Empfindsamkeit und dieses Einfühlungsvermögen, auf die es ankommt.

Die Patientin war Mitte Sechzig, eine Winzerfrau aus einem weithin für seinen guten Wein bekannten Ort. Sie litt an einer Zuckerkrankheit, die schlecht eingestellt war, das heißt, ihr Blutzucker schwankte extrem und brachte die Patientin immer wieder an den Rand der Bewusstlosigkeit. Akut war die Dame wegen einer Thrombose stationär aufgenommen worden und befand sich längst wieder auf dem Weg der Besserung. Ich war – neben zwei anderen Medizinern auf unserer Station – als junger Assistenzarzt mit für sie zuständig. Sie hatte offenbar Vertrauen zu mir gefasst, denn sie fragte mich immer wieder, wie es um sie stünde und denn nun mit ihr weiterginge.

Eines Tages fühlte sich die Patientin nicht so wohl. Es ging ihr nicht gut, ihr war schlecht und auch ein bisschen schwindelig. Aber weder ihre Blutwerte noch andere Untersuchungsbefunde deuteten darauf hin, dass ein Rückfall zu befürchten war oder sich ein neues Leiden ankündigte. Ihrer baldigen Entlassung stand nichts im Weg. Doch als ich eines Tages in ihrem Zimmer vorbeischaute, fragte mich die Patientin: »Herr Doktor, muss ich sterben?«

Sie litt, sie war innerlich aufgewühlt, und sie war sichtlich beunruhigt. Ich sagte nur beiläufig: »Sterben müssen wir alle mal.«

Das fand ich wahrscheinlich cool und angesichts der oft unvorhersehbaren Krankheitsverläufe und Schicksalsschläge, mit denen man es in der Medizin oft zu tun hat, angemessen und auf gewisse Weise sogar originell.

Um Coolness geht es in der Medizin aber nie. Wie leicht wäre es für mich gewesen, mich an die Bettkante der Frau zu setzen, ein paar tröstende Worte zu sagen und ihr den Glauben und die Zuversicht zu vermitteln, dass sie schon bald wieder nach Hause würde zurückkehren können. Sie würde gesund entlassen werden, und es gab keinen Grund, sich Sorgen zu machen. Statt dessen kam ein lakonischer Spruch von mir.

Immerhin entschuldigte ich mich ein paar Tage später verdruckst bei der Patientin für mein wenig mitfühlendes Verhalten. Sie sagte, dass sie meine Worte schon längst wieder vergessen hätte. Mir ging es anders.

Als sie eine Woche darauf tatsächlich aus der Klinik entlassen wurde, beschämte sie mich, indem sie sich besonders herzlich und mit einem beachtlichen Weinkontingent für meine Zuneigung, Hilfe und Unterstützung bedankte.

Das konnte so nicht weitergehen. Was war da mit mir passiert?

★

Ich war grob und unsensibel mit der Patientin umgegangen, hatte sie nicht verstanden, nicht mal zu verstehen versucht. Mir war sonnenklar gewesen, dass sie sich auf dem besten Weg zur Genesung befand und ihrer baldigen Entlassung aus medizinischer Sicht nichts im Weg stand. Sie hingegen machte sich große Sorgen. Sie konnte nicht einschätzen, was ihr verändertes Befinden zu bedeuten hatte, merkte aber, dass es ihr nicht gutging. Und sie hatte Angst, offenbar sogar Todesangst.

Das war nicht ich gewesen, der so mit der Patientin umsprang. Und natürlich war ich es doch beziehungsweise der Teil von mir, den die Zeit in der Klinik immer stärker zum Vorschein gebracht hatte. Ich war auf dem besten Wege, abzustumpfen und unempfindlich zu werden gegenüber den Bedürfnissen der Patienten. Hatte ich früher alte Menschen gemocht, wurden sie in der Klinik plötzlich zur Bedrohung, wenn sie krank wurden und ständig etwas forderten. Patienten begannen, lästig zu werden, Angehörige sowieso. Ich wollte ihnen immer häufiger aus dem Weg gehen in der Klinik und begann sogar über die schlechten Witze zu lachen, die immer wieder von den Ärzten über die Kranken gemacht wurden.

Ich sah die anderen Assistenzärzte um mich herum, die Oberärzte und Chefärzte, von denen sich viele zynisch und gefühlskalt gaben. Sie wurden oberflächlicher, wenn sie Hilfe und Unterstützung brauchten. Sie pflegten ihren Sarkasmus und ihre Sticheleien gegenüber Kollegen und Patienten, anstatt ehrlich zu sich und den anderen zu sein und darüber zu reden, wie überfordert und ausgebrannt sie sich immer wieder fühlten und dass sie manchmal einfach nicht mehr konnten. Wann immer es möglich war, vermieden sie den Patientenkontakt. Manche waren in den Alkohol geflüchtet, andere in die Forschung oder in Affären.

Was war da los? Hatten sie diese Haltung aus Selbstschutz im Krankenhaus entwickelt? War es Ausdruck ihrer Anspannung und Überlastung? Mir war das irgendwann egal. Ich wusste nur: So wollte ich nicht werden, das konnte es nicht sein. Es musste dringend etwas passieren.

Mir fielen nicht nur meine eigenen Erfahrungen ein, die ich als Patient mit Ärzten gemacht hatte, sondern auch die zahlreichen Erlebnisse, die mich während meiner Arztwerdung im Studium und im Beruf irritiert, verstört und verletzt hatten. Manche dieser Erinnerungen bezogen sich auf extreme Vorfälle, die meisten schienen jedoch typisch zu sein und sich in Variationen immer und immer wieder zu wiederholen: die Erniedrigung und Entwürdigung der Patienten, die fehlende Anteilnahme und das so wenig ausgeprägte Mitgefühl. Die Arroganz der Ärzte, ihre fehlende Zeit und das Unvermögen, hinter den geschilderten Beschwerden die wirklichen Notlagen der Kranken und Hilfesuchenden zu erkennen.

Viele dieser Geschichten habe ich hier aufgeschrieben. Die meisten habe ich selbst erlebt, andere nach den Schilderungen der unmittelbar Betroffenen dargestellt. Sie geben einen Eindruck davon, woran es mangelte, was mir bitter aufstieß. Vielleicht geben sie auch ein paar Hinweise darauf, woran es in unserem Gesundheitswesen in erster Linie mangelt.

★

Was ich an mir selbst während meiner Zeit in der Klinik immer häufiger beobachtete und von den Ärzten um mich herum in aller Deutlichkeit vorgeführt bekam, schreckte mich ab. So wollte ich nicht sein, so wollte ich nicht werden. Ich spürte, dass ich auf Dauer nicht als Arzt im Krankenhaus und auch nicht in der Praxis würde arbeiten können, dass dann zu vieles bedroht wurde, was mir wichtig war, und ich ernsthaft Schaden nehmen könnte. So nebensächlich die Erfahrung mit der Winzerfrau erscheinen mag, bald nach meiner verfehlten Antwort auf ihre Frage ahnte ich, dass ich in nicht allzu ferner Zeit den Beruf wechseln würde.

Ein paar Monate später habe ich gekündigt. Ich habe diesen Entschluss nie bereut. Den letzten Anstoß, dass dies die richtige Entscheidung war, bekam ich durch die Reaktion der ärztlichen Kollegen, mit denen ich zuletzt im Krankenhaus zu tun hatte. Einige von ihnen sagten mit wehmütigem Blick zu mir: »Du hast es gut. Ich würde ja auch etwas anderes machen, wenn ich eine Alternative hätte.«

1. Sprechstunde

Was Ärzte so sagen

Was der Beckenboden und eine Hängematte gemeinsam haben können, wie besorgte Mütter hormongesteuert fragen, warum auch Krampfadern gedemütigt werden können, und was ein junger Mann beim Arzt erlebt, nachdem er es endlich geschafft hat, ein Regal aufzubauen.

Die junge Frau hatte mit dreiundzwanzig ihr erstes Kind bekommen. Dabei war es bisher geblieben. Inzwischen war sie neunundzwanzig Jahre alt. Sie hatte keine Beschwerden, sie ging einfach deshalb zu ihrer Frauenärztin, weil ein Kontrolltermin anstand. Früher hatte sie einige Jahre als Krankenschwester gearbeitet, deshalb nahm sie die Vorsorgetermine ebenso ernst wie die U-Untersuchungen für ihre Tochter.

Nach der Untersuchung sagte die Gynäkologin zu der Frau: »Sie haben einen Beckenboden wie eine Hängematte. Das sieht gar nicht gut aus.«

Die Frau war verstört und ärgerte sich über die Ausdrucksweise der Ärztin, deren Worte sie gekränkt hatten. Zudem hatte sie bisher nichts davon bemerkt, dass ihr Beckenboden durchhing.

Sie war noch in Gedanken über das, was sie gerade gehört hatte, da redete die Frauenärztin schon weiter: »Wenn Sie nichts dagegen unternehmen, werden Sie später mal Probleme bekommen, dann können Sie früh inkontinent werden, ein Gebärmuttervorfall kann drohen, und vielleicht müssen Sie noch mit ganz anderen Schwierigkeiten rechnen.«

Die Patientin wollte etwas sagen, sie malte sich die Schrekkensvision aus, wie sie selbst in wenigen Jahren – vielleicht schon mit Mitte Dreißig – den Urin nicht mehr würde halten können, wie ihr Unterleib ihr ständig Beschwerden machte. Gleichzeitig dachte sie, dass sie momentan ja gar nichts spürte und weder mit dem Wasserlassen noch mit sonstigen Körperfunktionen irgendwelche Probleme hatte. Darüber wollte sie mit der Frauenärztin gern sprechen, doch die war bereits beim nächsten Punkt.

»Sie können Übungen machen, es gibt da dieses Buch, das kann ich Ihnen nur empfehlen – halten Sie sich daran.«

Und schon reichte ihr die Ärztin die Hand zum Abschied und geleitete sie zur Tür. Die junge Frau wollte eigentlich noch so viel sagen und fragen, aber offenbar war die Gelegenheit dafür verpasst, so dass sie sich nur mit einem schüchternen Händedruck verabschiedete. Kaum war sie aus der Praxis, ging sie in die nächste Buchhandlung und kaufte das Übungsbuch für den Beckenboden. Erst als sie ihr Auto aufschloss, hielt sie inne und fragte sich: »Was war das denn jetzt?«

Ein anderes Beispiel zeigt ebenso, wie manche Ärzte Patienten und ihre Angehörigen vor den Kopf stoßen. Dieser Fall ereignete sich nicht in der Arztpraxis, sondern im Krankenhaus: Der junge Ingenieur musste wenige Tage vor Weihnachten in die Klinik. Er hatte hohes Fieber, starke Kopfschmerzen, sein Nacken war steif. Gelegentlich packte ihn der Schüttelfrost. Die Ärzte in dem großen städtischen Krankenhaus dachten zunächst an eine Hirnhautentzündung, die Symptome wiesen darauf hin. Doch alle weiteren Untersuchungen ergaben keine eindeutigen Hinweise.

Auch nach drei Tagen ging es dem Mittdreißiger, der zuvor immer gesund gewesen war, noch nicht besser. Das Fieber blieb, er hatte weiterhin starke Schmerzen; dazu der Schwindel und die Übelkeit. Die Familie war in großer Sorge. Zum einen wollten die Eltern wissen, ob ihr Sohn Weihnachten zu Hause würde verbringen können. Viel mehr beunruhigte die Angehörigen aber, dass die Ärzte offenbar auch nach mehreren Tagen noch nicht recht wussten, woran der junge Mann litt und wie er zu behandeln war.

Nach vier Tagen reichte es der Mutter. Sie hielt die Ungewissheit und die Sorge um ihren Sohn nicht mehr länger aus. Als sie einen der Assistenzärzte sah, stellte sie sich ihm in den Weg und fragte, was denn nun los sei und was ihr Sohn hätte. Der junge Mediziner wich ein paar Schritte zurück, schaute sie distanziert an und sagte zu der verängstigten Mutter lapidar: »Hören Sie doch auf mit Ihren hormongesteuerten Fragen, dadurch wird es auch nicht besser.«

Ähnlich beleidigt fühlte sich eine Patientin in der Praxis eines Facharztes. Die ältere Dame ging zum Rheumatologen, weil ihr seit längerem schon die Hände weh taten. Besonders morgens konnte die Zweiundsechzigjährige die Handgelenke nicht gut bewegen, sie waren steif und fühlten sich manchmal wie gelähmt an. Sonst ging es ihr ganz gut, aber bis sie morgens in Schwung kam und alltägliche Bewegungen im Haushalt ohne Steifigkeitsgefühl und Schmerzen ausüben konnte, dauerte es inzwischen ein bis zwei Stunden.

Der Rheumatologe sah sich die Hände der Frau an und wollte dann sehen, wie es um die Beweglichkeit ihrer anderen Gelenke bestellt war. Die Frau entkleidete sich bis auf die Unterwäsche. Er betrachtete sie von oben bis unten, und als er auf die Beine sah, entfuhr es ihm: »Mein Gott, Sie haben ja Stampfer!«

Die Patientin wusste, dass ihre Beine nicht schön anzuschauen waren, weil sie von oben bis unten mit Krampfadern überzogen waren. Sie hatte sich schon zweimal operieren lassen, aber die Krampfadern waren immer wiedergekommen. Ihre Beine waren ihr peinlich, und manchmal mochte sie sich deswegen selber nicht – aber so etwas Hässliches hatte noch nie jemand zu ihr gesagt, erst recht kein Arzt. Sie fühlte sich gedemütigt.

Das Schlagwort von der sprechenden Medizin kann nicht bedeuten, dass die Ärzte immer mehr reden, den Patienten nicht zuhören und ihnen über den Mund fahren oder sie sogar kränken und beleidigen. Doch derartige Erfahrungen machen viele Menschen beim Arzt, auch ein Zweiunddreißigjähriger, der gerade dabei war, ein Regal in seiner Wohnung aufzubauen. Er hatte es nach einigen vergeblichen Versuchen und Flüchen endlich geschafft, da passierte es. Der junge Mann hob das fertige Regal an, drehte sich ein bisschen, da hörte er dieses knackende Geräusch in seinem Rücken. Er ahnte, was geschehen war, denn in seiner Lendenwirbelsäule breitete sich ein dumpfer Schmerz aus, und er konnte sich augenblicklich kaum noch bewegen. Es war ein Kreuz!

Nur mit Mühe schaffte er es zum nächsten Orthopäden, der glücklicherweise nur wenige hundert Meter entfernt seine Praxis hatte. Er konnte überhaupt nur gehen, wenn er den Oberkörper nach vorne beugte und die Beine bei seinen Schritten kaum anhob. Sich im Wartezimmer hinzusetzen bereitete ihm unendliche Schwierigkeiten.

Als er im Sprechzimmer des Arztes war, ging alles ganz schnell. Der Orthopäde schaute kurz auf den Rücken des Patienten, drückte ein bisschen an der Wirbelsäule herum, und dann fing er an zu reden. Der junge Mann kam überhaupt nicht dazu, seine Fragen loszuwerden und seine Befürchtungen, weil der Arzt sich schon wieder an den Schreibtisch gesetzt hatte und gerade ein Rezept ausfüllte.

Als der schmerzgeplagte Mann sich soweit sortiert hatte, dass er seine diversen Anliegen vorbringen konnte, drückte ihm der Orthopäde das Rezept für ein Schmerzmittel in die Hand und verabschiedete sich mit der Empfehlung, nach zwei, drei Wochen Medikamenteneinnahme nochmals vorbeizuschauen, wenn die Beschwerden bis dahin nicht verschwunden sein sollten.

Der Patient erhob sich, wobei es ihm erneut höllisch in den Rücken fuhr. Wortlos ging er aus dem Sprechzimmer. Er war wütend. Wobei er sich nicht sicher war, was ihn mehr ärgerte: Das selbstherrliche, ignorante Verhalten des Arztes, der ihn höchstens eine Minute lang gesehen hatte und ihn nicht einmal nach seinen Beschwerden oder danach gefragt hatte, was er wissen wollte. Oder aber seine eigene Sprachlosigkeit. Denn mindestens so groß wie der Ärger über den Arzt war der Ärger des Patienten über sich selbst. Eigentlich hatte er wissen wollen, ob es etwas Ernstes sei, ob er sich Sorgen machen müsse und wie lange die Beschwerden wohl anhalten würden. Zudem wollte er wissen, ob er sich schonen müsse, wann er wieder Sport machen könne oder ob sonst irgend etwas zu beachten wäre. Jetzt wusste er nichts von alledem, außer, dass ihm der Rücken furchtbar weh tat.

Viel zu klein

*Wie groß der Kopf eines Kindes nach ärztlicher Vorstellung
exakt zu sein hat, was für originelle Ähnlichkeiten
Ultraschallmessungen ergeben können, wie schnell ein Kind
geboren werden kann, wenn es die Bürokratie erfordert, und wie
hilfreich es sein kann, wenn es Geschwister gibt.*

Die grazile Frau war zum zweiten Mal schwanger, mittlerweile in der 30. Woche. Sie hatte einen sehr zarten und schmalen Körper, aber trotzdem machte ihr der immer runder werdende Bauch keinerlei Beschwerden. Es ging ihr in der zweiten Schwangerschaft ebensogut wie in der ersten. Da ihr Mann Arzt war, hatten sich beide dazu entschlossen, dass sie das Kind in der Klinik zur Welt bringen würde, in der er arbeitete. Jetzt stand wieder ein Kontrolltermin an.

Die Ärztin, die sie in der Ambulanz betreute, machte einen entschlossenen, zupackenden Eindruck, auch wenn sie noch recht jung wirkte. Sie fragte kurz nach dem bisherigen Verlauf der Schwangerschaft, dann begann sie mit der Untersuchung. Die werdende Mutter schaute währenddessen auf das Mobile an der Decke und dachte daran, wie sie den Sommer genießen würden, wenn das Kind im Frühjahr zur Welt käme. Die Ärztin fuhr währenddessen eine Weile mit dem Ultraschallkopf auf dem Bauch herum, dann entfuhr ihr ein überraschtes »Ooh!« Das Ehepaar schaute irritiert.

»Der Kopf ist zu klein«, sagte die Ärztin entschieden.

Der Mann stutzte.

»Na ja, ist das ein Wunder?«, entgegnete der Mann und wollte beschwichtigen. »Sehen Sie sich doch meine Frau an, wie klein und zierlich sie ist. Das wird doch wohl der Grund dafür sein.«

»Nein, das ist deutlich zu klein. Das müssen wir ernst nehmen. Sie sollten in drei Tagen noch einmal zur Kontrolle kommen«, insistierte die Ärztin.

Der Mann war zwar selbst Mediziner, doch er arbeitete als Augenarzt und kannte sich daher in der Frauenheilkunde und Geburtshilfe nicht genauer aus. Ihm fiel jedoch seine Schwägerin ein, bei der ein Ultraschall in der 28. Schwangerschaftswoche ebenfalls ziemlich seltsam verlaufen war. Während der Untersuchung hatte der Arzt damals gemurmelt, dass der Kopf des Babys »ziemlich groß« sei. Seine Schwägerin war irritiert und beunruhigt, weil sie fürchtete, dass mit dem Kind etwas nicht in Ordnung wäre. Diese Sorge steigerte sich noch, denn der Arzt hatte seinerzeit auch gegrummelt: »Kann auch mal ein Anzeichen für einen Wasserkopf sein.« Hinterher hatten sie seine Schwägerin tagelang trösten und beruhigen müssen. Als die Tochter dann zur Welt kam, war sie gesund und völlig normal – bis heute, mit mittlerweile neun Jahren.

Passierte ihnen jetzt so etwas Ähnliches? Eigentlich hatte er zwar das Gefühl, dass die Ärztin sich geirrt haben musste bei ihrer Ultraschallmessung, aber so genau konnte man es schließlich nicht wissen – auch er als Arzt natürlich nicht. Seine Frau war ebenfalls beunruhigt. Sie war sich bisher sicher gewesen, dass mit dem Baby in ihrem Bauch alles in Ordnung war. Als sie wieder zu Hause waren, fühlten sich beide angespannt. Nachts, vor dem Einschlafen, malte sich das Ehepaar aus, was alles der Grund für den zu kleinen Kopf sein konnte.

Drei Tage später war das Paar wieder in der Klinik. Wieder war die junge Assistentin da, wieder zückte sie den Ultraschallkopf. Sie vermaß nochmals den Schädel des Ungeborenen in verschiedenen Richtungen. Als sie fertig war, machte sie wieder ein besorgtes Gesicht und begann ihren Vortrag.

»Ich bin zu den gleichen Ergebnissen gekommen wie vor drei Tagen. Es gibt verschiedene Ursachen, wenn der Kopf …«

»Halt, halt, schauen Sie sich erst mal das an, bevor Sie weiterreden.«

Der Mann hatte die Ultraschallbilder ihres ersten Kindes mitgebracht, eines völlig gesunden, mittlerweile dreijährigen Jungen. Er hatte seinerzeit in der 30. Schwangerschaftswoche genau die gleichen Schädelmaße gehabt.

»Aber diese Werte sind nicht normal«, sagte die Ärztin beharrlich.

»Wir möchten mit einem Oberarzt reden, bevor Sie uns hier weiter Horrorgeschichten erzählen«, forderte der Mann.

Nachdem der Oberarzt aufgetaucht war, fand der Ambulanztermin schnell ein Ende. Der erfahrene Frauenarzt schaute kurz auf den Ultraschall, dann mit strengem Blick auf die Assistenzärztin.

»Ich weiß gar nicht, was Sie hier wollen«, sagte er freundlich zu dem Ehepaar. »Alles normal, kein Grund zur Sorge.«

Er wünschte den beiden noch alles Gute für die Geburt. Was er zu seiner Assistentin sagte, die das Paar so verunsichert hatte, bekamen sie nicht mehr mit.

Die Geburt verlief dann völlig komplikationslos. Zumindest aus medizinischer Sicht. Allerdings war es zeitlich etwas knapp. Denn die hochschwangere Frau wurde noch aufgehalten. Sie hatte bereits Presswehen, der Muttermund war schon weit geöffnet. Es ging alles sehr schnell, die beiden stürmten in die Klinik.

Am Eingang kamen sie jedoch nicht weiter.

»Sie müssen sich erst anmelden«, sagte die Dame am Empfang kategorisch.

»Das geht nicht«, sagte der Mann. »Das Kind kommt gleich, meine Frau hat bereits stärkste Wehen. Außerdem arbeite ich hier.«

»So schnell wird es schon nicht kommen«, sagte die Empfangsdame und schob in aller Ruhe das Aufnahmeformular über den Tresen.

Kaum im Kreißsaal angekommen, kam das Baby auch schon zur Welt. Es war gesund und ist es bis heute. Manchmal, wenn die Kinder gerade wieder besonders dickköpfig sind und sich streiten, müssen sich die Eltern anschauen und schmunzeln und an ihre viel zu kleinen Köpfe denken.

Es ist ja nichts Ernstes

Wie sich plötzlich alles dreht, warum der Patient eine Erklärung für seine Beschwerden findet, der Arzt aber die heile Welt des Patienten sofort wieder kaputtmacht und dieser daraufhin jede zukünftige Erschütterung fürchtet.

Ihm war schwindelig, und das schon seit ein paar Monaten. Anfangs hatte es den zweiundvierzigjährigen Unternehmensberater nur kurz irritiert, denn er war sicher, dass es an der derzeitigen Stresssituation im Beruf und in der Familie lag. Er war unter Druck. Sein Arbeitgeber verlangte mehr von ihm, als er bewältigen konnte, die Familie beklagte sich, dass er immer weniger Zeit hatte. Das wusste er, und er wusste auch, dass es zu viel war, was da gerade alles bei ihm zusammenkam. Er war überzeugt, dass seine Symptome nachlassen würden, sobald er wieder etwas langsamer machen würde.

Doch die Beschwerden wurden nicht weniger, im Gegenteil. An manchen Tagen kam es sechs- oder achtmal vor, so dass er das Gefühl hatte, alles um ihn herum würde sich drehen. Er wollte sich kurz festhalten, fuhr zusammen, so sehr verunsicherte ihn dieser kurze Blitz. Doch kaum fasste er an die Tischplatte, um Halt zu suchen, war es auch schon wieder vorbei. Nach zwei Monaten, in denen der Schwindel an manchen Tagen immer wiederkam und dann für eine Woche oder länger ganz ausblieb, um dann wieder einzusetzen, hatte er genug. Er ging zum Arzt.

Zuerst war er beim Kardiologen. Der untersuchte ihn, machte einen Ultraschall vom Herzen und von den Halsschlagadern, ließ ein EKG in Ruhe und in Belastung schreiben. Er konnte aber nichts Außergewöhnliches feststellen, außer dass der Unternehmensberater einen leicht erhöhten Blutdruck und ebenso leicht erhöhte Blutfette hatte. Der Herzspezialist empfahl dem besorgten Mann, mehr Sport zu treiben und zum Neurologen zu gehen.

Der korrekt gescheitelte Neurologe war ein Arzt, der jede Gefühlsregung zu unterdrücken schien und mit monotoner Stimme sanft vor sich hin redete. Er ließ sich kurz die Beschwerden schildern, dann schickte er den Mann durch seinen Untersuchungsparcours. Für die Wartezeiten zwischen den einzelnen diagnostischen Tests drückte er ihm ein Buch über Schwindel in die Hand. Da der Mann wusste, dass er sich in letzter Zeit zuviel zugemutet hatte, las er zuerst das Kapitel über psychosomatisch bedingten Schwindel. Was er dort erfuhr, bestätigte ihn in seiner Vermutung: Stressbedingter Schwindel trat typischerweise in größeren Gruppen und bei unangenehmen Gesprächen auf, stand dort zu lesen – nach ein wenig Alkohol und während sportlicher Betätigung waren die Beschwerden hingegen verschwunden.

So stand es in dem Buch, und so war es auch bei ihm. Er wusste, dass er an Supermarktkassen, in vollen Kaufhäusern und Restaurants manchmal unsicher wurde und das Gefühl hatte, sich vergewissern zu müssen, dass er noch mit beiden Beinen auf dem Boden stand. Dann kontrollierte er argwöhnisch sein Gleichgewicht. Eine übersteigerte Form der Selbstwahrnehmung und -beobachtung. Auch das stand in dem Buch. Ferner, dass Schwindel nach Kopfschmerzen das häufigste Symptom in der Praxis der Allgemeinmediziner und Hausärzte ist und dass zwischen einem Drittel und der Hälfte der Patienten die Schwindelbeschwerden aufgrund von Stress oder anderen psychosomatischen Schwierigkeiten haben.

Das beruhigte ihn, und während er weiter untersucht wurde, breitete sich Erleichterung in ihm aus, da seine Beschwerden offenbar keine bedrohliche organische Ursache hatten. Er beschloss jetzt schon, demnächst – jedenfalls nach Abschluss des aktuellen Projekts – kürzerzutreten, sich mehr um seine Familie zu kümmern und sich und seiner angeschlagenen Psyche etwas Gutes zu tun. So konnte es jedenfalls nicht weitergehen.

Doch zunächst folgten weitere Untersuchungen. Er wurde

verkabelt und in einem Drehstuhl herumgeschleudert, bekam einen Kopfhörer mit Tongeräuschen aufgesetzt und musste in einer abgeschirmten Kammer irrlichternden Lichtimpulsen folgen, während die Bewegungen seiner Augen und die Hirnströme, die mit seinen Hörnerven zusammenhingen, aufgezeichnet wurden. Seine Ohren wurden mit kaltem und heißem Wasser gespült, und während dieser seltsamen Prozedur wurde ihm wirklich schwindelig. Eine komische Situation – er lag in einem Sessel, und alles um ihn herum drehte sich. Aber die Assistentin, die ihm auf diese Weise die Ohren wusch, versicherte ihm, dass dies allen Patienten während der Untersuchung so ginge. Völlig normal.

Beschwingt ging er zur abschließenden Besprechung noch einmal in das Sprechzimmer des Arztes. Der fragte nochmals nach den genauen Umständen der Beschwerden, und der Unternehmensberater erwähnte ausdrücklich, dass er keinen Schwindel spüre, wenn er etwas Alkohol getrunken habe oder jogge. Er wartete darauf, dass ihn der Arzt fragte, wie es in seiner Seele aussehe und ob ihn etwas bedrücke. Doch der Mediziner erwähnte mit keinem Wort, dass die Beschwerden auch eine psychische Ursache haben könnten. Er fragte nicht nach den weiteren Lebensumständen des Patienten, nicht nach seinem Beruf, nicht nach seinem Privatleben.

Statt dessen konfrontierte er ihn mit einer möglichen Diagnose. »Vestibuläre Paroxysmie« lautete der zungenbrecherische Name. Der Unternehmensberater zuckte innerlich zusammen. Das saß. Die Diagnose ist zwar schwer zu beweisen und wird nur gestellt, wenn die Ärzte nichts anderes finden, aber der Neurologe konnte dem Patienten damit eine Erklärung für seine Beschwerden bieten: Wenn der Gleichgewichtsnerv etwas lädiert ist, womöglich, weil eine kleine Arterie ihn bedrängt, können manchmal überschießende Signale ans Gehirn gesandt werden, die zu gelegentlichen Schwindelirritationen führten. Da der Patient unterschiedlich stark auf die Reizung mit kaltem und heißem Wasser reagiert habe und sich dies auch in der Nervenmessung bestätigte, liege dieser Verdacht nahe, sagte der Arzt.

Kurze Stille, der Patient war irritiert. Gerade noch hatte er geglaubt, selbst die Ursache für seine Beschwerden gefunden zu haben. Ihm war plötzlich alles ganz klar geworden, und jetzt machte dieser Arzt wieder alles kaputt, indem er eine Art Verlegenheitsdiagnose aus dem Hut zauberte, die den Patienten erneut verunsicherte und aus einem manchmal etwas hypochondrisch und neurotisch veranlagten Gesunden einen Kranken machte.

»Hier ist das Rezept«, sagte der Neurologe. »Zu Beginn nehmen Sie das eine Woche lang einmal täglich, dann zweimal täglich für mindestens drei Monate.«

Der Patient war schockiert. Eben noch hatte er sich so entlastet gefühlt, und jetzt hatte er eine neue Diagnose. Er wollte, dass der Arzt mit ihm über seine Sorgen sprach und ihm vielleicht noch gut zuredete, dass die Beschwerden wahrscheinlich wieder verschwinden würden, wenn er es etwas ruhiger angehen ließe und sich nicht permanent überforderte.

»Aber so schlimm ist es doch gar nicht«, sagte der Patient fast flehend.

»Es ist ja auch nichts Ernstes, und die Medikamentendosis ist sehr gering, aber wenn Sie nicht darunter leiden würden, wären Sie ja wohl kaum hierhergekommen«, sagte der Arzt und öffnete die Tür, um den Patienten zu verabschieden. Der Arzt sagte zwar noch, dass die Diagnose oft als einzige Erklärung übrigbleibe, wenn alle organischen Ursachen ausgeschlossen seien, aber das bekam der verunsicherte Mann kaum noch mit.

Zu Hause informierte sich der Patient im Internet über das Medikament, das ihm der Arzt verschrieben hatte. Es war ein Psychopharmakon, das auch bei Epilepsie gegeben wird und verschiedene schwere Nebenwirkungen haben konnte. Er löste das Rezept ein, nahm das Medikament aber nie ein. Dafür beobachtete er noch argwöhnischer als zuvor sich selbst, sobald er auch nur die geringste Stand- oder Gangunsicherheit verspürte. Die Beschwerden verschlimmerten sich wieder. Aus Angst vor dem Schwindel konnte der Mann kaum noch an etwas anderes denken – und sobald er daran dachte, wurde ihm sofort wieder schwindelig.

Dann eben nicht

Wie ein alter Herr zu Hause plötzlich zusammenbricht,
vom Notarzt zwar untersucht, aber nicht behandelt wird,
weil er sich weigert, sich ins Krankenhaus einliefern zu lassen,
und warum manchmal ein zweiter Notarzt kommen muss.

Irgendwann hatte er nicht mehr daran gedacht, es einfach vergessen. Vielleicht hatte er auch eine kleine Infektion gehabt oder ein Unwohlsein im Magen-Darm-Trakt. Jedenfalls hatte er mehr Flüssigkeit verloren, als gut für ihn war. Irgendwann am Nachmittag klappte er zu Hause im Wohnzimmer zusammen. Er war einundachtzig Jahre alt, und seine Frau und der erwachsene Sohn, die unmittelbar neben ihm standen, alarmierten sofort den Notarzt. Glücklicherweise hatte er sich bei dem Sturz nicht verletzt, diesen Eindruck hatten sie sofort.

Als die Rettungskräfte eintrafen, war der ältere Herr trotzdem deutlich verändert. Er reagierte nicht sofort und konnte nur schleppend antworten. Der Notarzt untersuchte ihn und hatte zuerst die Vermutung, dass der Patient einen Schlaganfall erlitten hatte. Das war aber zum Glück nicht der Fall, denn neurologisch war alles soweit in Ordnung. Der Notarzt erkannte dann recht schnell, dass der alte Mann in den letzten Stunden viel zuwenig getrunken hatte und ausgetrocknet war. Ihm fehlte es schlicht an genügend Flüssigkeit. Der Arzt sagte, dass er den Mann jetzt gern ins Krankenhaus bringen würde, wo man ihn genauer untersuchen und ihm eine Infusion geben würde. Dann werde sich sein Zustand wahrscheinlich innerhalb weniger Tage wieder bessern.

Der alte Mann war von seinem Zusammenbruch zwar immer noch ziemlich mitgenommen, aber bewusstlos war er nicht. Er verstand, was der Notarzt mit ihm vorhatte. Ins Krankenhaus wollte er auf keinen Fall, davor grauste es ihm. Seine Angehörigen versuchten ihn immer wieder zu überreden, aber er blieb stur. Nein, in die Klinik ging er nicht. Nicht mit ihm. Da käme man lebend nicht wieder heraus, sagte er.

Eine Weile diskutierten die Angehörigen und das Rettungsteam miteinander, der Sohn fragte, ob man seinem Vater nicht auch hier zu Hause eine Infusion geben könne, wenn das die entscheidende Therapie sei. Nein, das ginge nicht, erklärte der Mediziner kategorisch.

Die Mutter redete nochmals auf ihren Mann ein, der Sohn versuchte den Vater ebenfalls zu überzeugen – vergeblich. »Dann eben nicht«, sagte der Notarzt fast persönlich beleidigt, packte seinen Koffer zusammen und zog von dannen, ohne dem Mann in irgendeiner Weise geholfen zu haben.

Die Familie war konsterniert, gab dem Vater etwas zu trinken und rief erneut den Notarzt an. Ein weiterer Rettungsmediziner war nach wenigen Minuten da. Er stellte ebenfalls die Diagnose »akute Austrocknung«. Auch er wollte den älteren Herrn in die Klinik bringen, um ihn dort in Ruhe behandeln zu lassen. Als der sich auch dieses Mal weigerte, drängte der Arzt ihn jedoch nicht weiter. Statt dessen legte er dem im Wohnzimmersessel sitzenden Patienten sofort eine Infusion in einer Vene am Unterarm an. Die Flüssigkeit floss langsam, aber stetig in den Blutkreislauf. Es dauerte nicht lange, da verbesserte sich der Zustand des Mannes wieder. Er wurde wacher, klarer, konnte schneller reagieren und antworten. Etwa vierundzwanzig Stunden später ging es ihm so gut wie vorher, ohne dass er dazu ins Krankenhaus gemusst hätte.

2. Feind ist der Patient

Moderner Menschenhandel

*Welche Erziehungsmaßnahmen auf dem Klinikflur Kranke
einschüchtern, was den Chefarzt beeindruckt, was es bedeutet,
wenn ein Stationsarzt als »Mauer« oder »Sieb« bezeichnet wird,
und wie die Patientenabschiebung im Krankenhaus funktioniert.*

Wenn man den Anblick nicht gewohnt war, konnte man den
Eindruck haben, in einem Buschkrankenhaus gelandet zu
sein, das gerade mit einer furchtbaren Epidemie zu kämpfen
hatte: Regelmäßig standen zwei, drei Patientenbetten auf
dem Gang der Klinik, in der ich als Assistenzarzt arbeitete –
nicht als Mobiliar, sondern belegt mit Patienten, die darin
litten, lebten und schliefen. Besonders unerträglich war es,
wenn die Patienten den ganzen Tag über laut stöhnten oder
schnarchten, sobald sie eingeschlafen waren. Manchmal hingen auch Urinbeutel an den Betten oder Flaschen mit
Schläuchen, die Blut oder andere Körpersäfte auffingen, die
sich tröpfchenweise ihren Weg von irgendwoher unter der
Bettdecke bis zu den trüben Auffangbehältern bahnten, die
an den Drahtgestellen der Klinikbetten hingen.

Diese aus den Krankenzimmern ausgelagerte Patienten-
verwahrung erfüllte gleich mehrere Funktionen. Einerseits
wurden auf diese Weise Patienten, die neu auf die Station
kamen, nicht gerade dazu ermuntert, ihren Aufenthalt in
unserer Abteilung auszudehnen. Auch die Angehörigen, die
sahen, wie es hier zuging, wurden schnell vom schlechten
Gewissen gepackt und fassten eher heute als morgen den

Entschluss, ihre Lieben möglichst schnell aus dieser Vorhölle wieder herauszuholen.

Falls der bloße Anblick des Flurlazaretts noch nicht reichte, konnte man als Arzt unter Hinweis darauf, ein Bett zu brauchen, missliebigen Patienten jederzeit aus heiterem Himmel mit einem Platz auf dem Gang drohen und so die Disziplin auf der Station wiederherstellen und den Gehorsam erhöhen. Patienten, die vorher Ansprüche stellten, permanent nach Schwestern, Ärzten oder beiden riefen und auf Extrawünschen beharrten, wurden plötzlich sehr fügsam und lammfromm, sobald man ihnen einen Platz auf dem Flur zwischen Verbandswechselraum und Schwesternküche in Aussicht stellte.

Die andere Signalwirkung, die von einem mit Blut-, Eiter- und Sekretfläschchen ausstaffierten Bett auf dem Gang ausging, das beispielsweise mit einem chronisch hustenden Asthmatiker belegt wurde, war mindestens ebenso wichtig: Es führte dem Chefarzt vor Augen, dass seine Assistenzärzte auf dieser Station bis ans Limit gegen die Unwägbarkeiten des Gesundheitssystems und die Heimtücke der chronischen Erkrankungen ankämpften – und das für ein Monatsgehalt, das den Chef selbst nicht einmal die Tür zur Privatstation öffnen, geschweige denn eine ärztliche Handlung ausführen ließ.

Täglich sich aufopfern für Klinik und Patienten, das war die richtige Einstellung, die man dem Chef demonstrieren musste. So sollte es sein. Die inszenierte Überbelegung war ideal, um Pluspunkte zu sammeln in den ewigen Anerkennungsbemühungen beim großen klinischen Direktor. Natürlich mussten die Schwestern mitziehen, und auf keinen Fall durfte der Bluff mit den falschen Belegungen auffliegen, weshalb immer ein paar Patienten angeblich gerade bei Untersuchungen in der Radiologie waren, bei einer psychiatrischen Beratung oder anderweitig außerstationär aufgehalten wurden.

Die allerwichtigste Bedeutung der Betten auf dem Gang war jedoch eine interne Angelegenheit. Es gab nämlich unter den Assistenz- und Oberärzten eine Rangliste über die gelungenen Abweisungen und die schmachvollen Zugänge, die jede Station zu verbuchen hatte. Zugänge waren um jeden Preis zu vermeiden, erfolgreiche Verlegungen oder andere Abschiebetransfers waren das Ziel. Das zwar illusionäre, aber nichtsdestotrotz angepeilte Ziel bestand darin, gar keine Patienten mehr auf der Station betreuen zu müssen. Doch Vorsicht war angebracht. Stellte man sich bei der Abschiebung ungeschickt an, konnte es sein, dass der Patient unmittelbar wieder zurückgeschickt wurde und dann unweigerlich auf der Station bleiben musste, bis er starb oder – was unwahrscheinlicher war – das Krankenhaus gesund wieder verlassen konnte.

Die interne Klinikwertung ging so: Eine Neuaufnahme war immer schlecht, denn sie war mit Arbeit und zusätzlichem Aufwand verbunden. In der Hierarchie unter uns Krankenhausärzten waren gute Ärzte daher solche, die wie eine Mauer alle Wünsche nach Neuaufnahmen auf ihrer Station kategorisch abprallen ließen. Schlechte Ärzte wurden Sieb genannt, weil sie alles auf die Stationen durchließen, was die Hausärzte oder andere Kliniken an morbiden, verwirrten oder schlicht medizinisch unlösbaren Fällen »im Angebot« hatten, wie es klinikintern hieß.

Der Hintergrund für dieses Verhalten war, dass sich etliche Neuaufnahmen, kaum dass sie auf der Station angekommen waren, als Mogelpackungen entpuppten – das heißt, es handelte sich um Patienten mit weitaus mehr Symptomen und Komplikationen, als es der Arzt, der sie loswerden wollte, geschildert hatte. Die Krankenakten und die Beschreibungen der Patienten waren zu diesem Zweck schlicht geschönt worden, die Schwierigkeiten wurden verschwiegen. Schließlich wurden besonders diejenigen Patienten gerne auf andere Stationen abgeschoben, die anstrengend, psychisch gestört oder medizinisch hartnäckige Fälle waren. Auch chronische Infekte, Blutvergiftungen und unklare Fieberschübe behielt kein Arzt gerne lange auf seiner Station. In einem solchen Fall ging es darum, den Kollegen von der anderen Station die Patienten als möglichst unkomplizierte Fälle zu verkaufen, die Komplikationen zu unterschlagen und das angenehme Wesen der Betroffenen zu loben.

Techniken dazu gab es verschiedene. Die Chirurgen beherrschten es beispielsweise, das Blut ihrer Patienten so weit eindicken zu lassen, bis das Herz an seine Grenzen kam und sich ernsthafte EKG-Veränderungen zeigten, die als Vorboten eines Herzinfarkts gedeutet werden konnten. Damit waren die Patienten eindeutig ein Fall für die innere Medizin und konnten aus der Chirurgie abgeschoben werden. Was immer zog, war der Verdacht auf ein psychiatrisches Leiden, besonders wenn das Stichwort »Fremd- oder Selbstgefährdung« erwähnt wurde und man als Arzt glaubhaft machen konnte, dass der Patient sich oder anderen etwas antun wollte. Dann musste eine Verlegung in die Psychiatrie folgen.

Morbus Freitag
*Warum sich am Ende der Woche die Stationen
in den Kliniken füllen, welche Wunderheilungen sich mit
ein bisschen Flüssigkeit vollbringen lassen, und warum Patienten
immer mit Dienstschluss kommen.*

Nicht nur die Kollegen und Konkurrenten von den anderen Stationen in der Klinik, auch viele Hausärzte und Pflegeheime beherrschten die Technik der Abschiebung, Verlegung und Überweisung ausgezeichnet. Einige Alten- und Pflegeheime in der näheren Umgebung hatten sich beispielsweise auf den Morbus Freitag spezialisiert. Da diese Heime am Wochenende weniger Personal hatten, versuchten sie ihre schwierige Klientel am Freitag loszuwerden. Die gängigste Methode, um dies zu erreichen, hieß vornehm Exsikkose – und handelte sich um die gezielte Austrocknung der Schutzbefohlenen.

Da bei älteren Menschen das Durstgefühl stark nachlässt und in vielen Fällen kaum noch aus eigenem Antrieb vorhanden ist, ist es ein leichtes, alten Menschen innerhalb weniger Tage kaum merklich immer weniger Flüssigkeit zuzuführen. Da es zudem einen erheblichen Aufwand an Zeit und Personal erfordert, älteren, pflegebedürftigen Patienten zu essen und zu trinken zu geben, ist es wichtig, dass am Wochenende nicht zu viele hungrige und durstige Mäuler in den Heimen zu stopfen sind.

Es ist schon erstaunlich, welche Wirkungen ein dezenter Flüssigkeitsmangel auf einen Organismus auszuüben vermag. Schwindel und Gleichgewichtsprobleme sind noch die leichteren Symptome. Vergesslichkeit und psychische Auffälligkeiten kommen fast immer hinzu. Je nach Dramatik und Risikofreudigkeit der betreuenden Pfleger und Ärzte können die Beschwerden bis ins Delirium gesteigert werden, wobei natürlich ernste Organschäden zu vermeiden sind. Auf jeden Fall reicht es, die Flüssigkeitszufuhr ein wenig zu drosseln, um innerhalb weniger Tage einen alten Menschen vor sich zu haben, der partout nicht das Wochenende in einem Heim oder allein in hausärztlicher Obhut bleiben kann. Hier ist die Klinikeinweisung unumgänglich.

Diese Neuaufnahmen waren zwar einerseits oft sehr lästig, da sie eigentlich mit vorhersagbarer Regelmäßigkeit fast immer freitags zwischen 16 und 18 Uhr – also kurz vor Dienstschluss – oder sogar erst während des Nachtdiensts in unserer Klinik eintrafen. Andererseits war es beeindruckend, welch wundersame Verwandlung eines ursprünglich hinfälligen Menschen man als Arzt beobachten konnte, wenn man diesen Patienten nur ein klein wenig zu trinken gab oder eine Infusion anlegte und Flüssigkeit zuführte.

Aus desorientierten, verwirrten älteren Damen, denen die Hautfalten stehenblieben, wenn man sie am Unterarm zupfte, wurden innerhalb kürzester Zeit hoch differenzierte, reizende Gesprächspartnerinnen, sobald sie wieder getrunken oder eine Infusion bekommen hatten. Sie erzählten von ihrem Leben und ihrer Familie und waren durch und durch wieder normal und ansprechbar. Es hatte fast etwas von einer Wunderheilung. Man durfte in der vorauseilenden Euphorie über die absehbare Genesung der Patienten nur nicht allzu schnell den Kreislauf wieder auffüllen, denn das hätte das Herz womöglich zu sehr belastet.

Die Technik des Abschiebens und Patientenhandels war

und ist in deutschen Kliniken weit verbreitet. Jeder Stationsarzt hatte seine Strategien entwickelt, um neue Patienten ab-
zuwehren und lästige Kranke loszuwerden. Die Ärzte einer
Klinik wussten von den persönlichen Rekorden und Best-
marken der anderen Kollegen, sie wussten vor allem, wer
schnell zu überreden war und wer unerbittlich blieb.

Es war nicht nur ein sportlicher Wettbewerb um die
geschickteste Verhandlungstaktik und das hartnäckigste Ab-
wimmeln, wenn der Gesprächspartner die Dringlichkeit und
drohende Gefahren für den Patienten beschwor. Der Hintergrund für das Geschacher mit den Patienten war auch, dass
jeder Stationsarzt bereits leidvolle Erfahrungen mit Patienten
gemacht hatte, denen er ebenso gutmütig wie bereitwillig
die Pforten zu seiner Station geöffnet hatte. Denn auch wenn
diese Patienten oftmals nicht persönlich schwierig waren,
konnte ihr Fall höchst verzwickt sein.

Nichts ist schlimmer für einen jungen Mediziner, als mit
einem schwierigen Fall allein gelassen zu werden und keine
Unterstützung durch den Oberarzt oder andere erfahrene
Kollegen zu bekommen. Jeder Anfänger macht dieselbe Erfahrung: Erst rennt man tagelang den Oberärzten hinterher,
um sie endlich zu einer Entscheidung zu bewegen oder den
erforderlichen Eingriff in die Hand zu nehmen. Sie jedoch
drücken sich davor und entziehen sich unter fadenscheinigen
Gründen oder aus Unlust, statt hinter ihm zu stehen und ihn
zu unterstützen. Aber wenn den Patienten dann etwas passiert, machen sie den jungen Assistenzarzt allein dafür verantwortlich und drohen damit, ihn zur Rechenschaft zu
ziehen.

Eine Frage der Erziehung

Wie sich eine akademische Viertelstunde ausdehnen kann,
warum Patienten keinen Respekt mehr vor Medizinern haben,
welche Unverschämtheiten sich Ärzte auf keinen Fall bieten lassen
können, und warum manche Kranke dafür büßen müssen.

Der Reflex kam pünktlich und berechenbar: Wann immer die Schwester dem Arzt sagte, dass wieder ein neuer Patient in der Ambulanz wartete, machte er es sich erst einmal gemütlich. Er brühte sich in aller Ruhe eine Tasse Kaffee auf, telefonierte mit einem Bekannten, blätterte durch die Zeitung oder vertiefte sich in die neueste Fachliteratur.

Das einzige, was er sicher nicht tat, war, sich ohne weitere Verzögerung dem Patienten zuzuwenden, der auf ihn wartete. Man konnte das als seine persönliche Vorsorge zur Verhinderung eines frühen Burn-outs verstehen oder auch als Versuch, die Herzkranzgefäße zu schonen – für den Kollegen war es jedoch eher ein Mittel zur Erziehung seiner Klientel.

»Ich lasse die Patienten grundsätzlich mindestens fünfzehn Minuten warten«, verkündete er mit einem gewissen Stolz. »Sie sollen endlich wieder mehr Respekt vor unserer Arbeit bekommen.«

Der Kollege war im Lauf der zehn Jahre, die er schon an unserer Klinik arbeitete, zu einem wahren Patientenhasser geworden. Vielleicht war er es auch schon vorher gewesen, das war unklar. Die Patienten interessierten ihn nicht, sie waren ihm lästig. Er empfand sie als einen leider nicht zu vermeidenden Ballast des Arztberufs, in seiner Weltsicht waren Patienten ausschließlich dazu da, um ihn zu ärgern und um ihm das Leben schwerzumachen.

»Die Medizin wäre eine schöne Disziplin, wenn nur die Patienten nicht wären«, pflegte er immer wieder zu sagen und fand sich dabei originell. Er wurde wütend, wenn er aus einer Tätigkeit in seinem Arbeitszimmer gerissen wurde, weil ein akuter Notfall zu behandeln war. Er nahm es den Patienten und auch den jüngeren Ärzten, die ihn riefen, persönlich übel, wenn sich seine Anwesenheit am Krankenbett oder in der Ambulanz während eines Nachtdiensts wirklich nicht vermeiden ließ.

Die Patienten waren schon lästig genug, aber noch schlimmer waren aus der Sicht dieses Arztes ihre Angehörigen, die absolut nichts verstanden, nichts verstehen wollten, den Ärzten die Zeit stahlen und immer nur die gleichen Fragen stellten, nämlich warum es ihren Nächsten so schwer erwischt hatte und ob es wieder gut werden würde – und vor allem: wann.

Natürlich hatte der Kollege mindestens einmal im Monat Anlass, seine Vorurteile über die Patienten erneut bestätigt zu sehen: Dann, wenn ein Patient mit diffusen Bauchschmerzen nachts um halb drei in der Ambulanz aufkreuzte, sich als dringender Notfall aufspielte, auf Nachfrage allerdings sagte, dass seine Beschwerden eigentlich schon seit drei oder vier Wochen bestünden und im Moment eher wieder ein wenig abklingen würden. Jetzt habe er aber gerade Zeit gehabt, und im Krankenhaus sei ja sowieso rund um die Uhr jemand da, und es sei noch Licht gewesen. Nachts müsse man zudem nicht so lange warten, habe der Patient die Erfahrung gemacht. Diese Leute gibt es leider wirklich, doch sie sind die ärgerliche Ausnahme.

Trotzdem erzählte der Arzt uns diese und ähnliche Anekdoten monatelang wieder und wieder. Sie waren für ihn ein Symbol für die allgemeine Verlotterung der Patienten, die nicht mehr wüssten, was sich für einen ordentlichen Kranken gehöre: Demut und Zurückhaltung gegenüber Ärzten und Pflegepersonal. Warten, bis man gefragt wird. Und natürlich waren die Anweisungen des Arztes strikt zu befolgen.

Wenn er bei diesen Themen angekommen war, erzählte er immer von einer wissenschaftlichen Untersuchung, in der Sensoren an den Tablettenschachteln der Patienten angebracht worden waren. Auf diese Weise wurde untersucht, wie die »Compliance« war, das heißt, wie Empfehlungen zur Einnahme von Medikamenten im Alltag wirklich befolgt wurden – in diesem Fall lautete die Anweisung morgens, mittags, abends. Nur ein Drittel der Patienten hielt sich daran. Die anderen nahmen zumeist nur zwei Tabletten ein, manche nur eine. Etwa 30 Prozent der Patienten schluckten überhaupt keine der Pillen, die ihnen verordnet worden waren. Es war ein Desaster. Auf die Zusammenarbeit mit den Kranken konnte man sich wirklich nicht verlassen, und dafür mussten sie eben büßen, diese Compliance-Versager, wie er sie nannte.

Wenn sie nicht hören wollten, mussten die Patienten eben fühlen. Er ließ sie warten. Fünfzehn Minuten waren das Minimum – das nannte er seine akademische Viertelstunde. Was er bei seinen Erziehungsmaßnahmen offenbar übersah: Die meisten Patienten mussten sowieso warten, wenn sie in unsere Klinik kamen, nicht nur eine Viertelstunde, sondern stundenlang, weil die Ärzte, die für die Ambulanz zuständig waren, primär mit anderen Aufgaben beschäftigt waren, also beispielsweise Ultraschalluntersuchungen, Belastungs-EKGs oder andere Funktionsuntersuchungen machen mussten.

Genervt von den Angehörigen

*Warum die Frage »Warum?« anstrengend sein kann,
wie Patienten und Angehörige den Ärzten lästig werden können,
und auf welche Weise Mediziner Kranken und ihren Verwandten
aus dem Weg zu gehen versuchen.*

Die Patientin würde sterben, das wussten wir. Sie war seit dreißig Jahren zuckerkrank, seit sieben Jahren musste sie dreimal in der Woche zur Dialyse an die künstliche Niere angeschlossen werden. Obwohl sie erst einundsechzig Jahre alt war, sah sie aus, als ob sie schon achtzig wäre. Diabetiker, deren Blutzucker immer wieder schwankt, weil sie ihn schlecht mit den täglichen Insulinspritzen regulieren, altern schneller, ihre Gefäße verkalken rascher. Wenn sie an der Dialyse sind, schreitet der Alterungsprozess noch schneller voran.

Vor vier Wochen hatte die Frau einen Herzinfarkt gehabt. Große Teile des Herzmuskels waren dabei beschädigt worden, sie hatte nur knapp überlebt. Jetzt funktionierte ihr Herz kaum noch, es pumpte lediglich einen Bruchteil der üblichen Blutmenge in den Kreislauf.

Was uns auf der Station aber ebenso viele Sorgen machte, waren die Entzündungswerte im Blut. Sie hatte seit drei Wochen permanent leichtes Fieber, und die Werte, die anzeigen, dass sich der Körper mit einer Infektion auseinandersetzt, waren deutlich erhöht. Eine Sepsis – eine generalisierte Blutvergiftung – drohte. Da die Patientin die vielen Medikamente, die sie einnehmen musste, nicht alle schlucken konnte, lag bei ihr ein Katheter mit einer Dauerinfusion in der großen Halsvene. Zudem hatte sie einen Blasenkatheter.

Über beide Schläuche können sich Patienten leicht infizieren, da die Zugänge in Blase und Vene eine offene Verbindung zur Außenwelt darstellen. Zudem entzündet sich die offene Hautwunde häufig, die mit dem Katheter in Kontakt ist. Die Patientin hatte außerdem noch offene Beine. Das lag an ihrem Diabetes und an den starken Krampfadern, die ihre Unterschenkel überzogen. Ihre Zuckerkrankheit trug dazu bei, dass die offenen Beine schlecht heilten. Diabetiker leiden häufig unter Wundheilungsstörungen.

Die Frau bekam täglich Besuch. Ihr Mann kam jeden Tag ins Krankenhaus, und ihre Schwester war auch fast immer mit dabei. Beide wollten oder konnten sich nicht damit abfinden, dass die Frau, die ihnen so nahestand, kaum noch ansprechbar war und die meiste Zeit des Tages regungslos im Bett lag und schlief oder abwesend an die Decke starrte.

Hilfesuchend, ja flehend, rief der Mann auf den Stationsfluren immer wieder hinter uns her. »Herr Doktor, Herr Doktor, nur eine kurze Frage!« Und wenn er einen von uns erwischt hatte, sagte er immer nur: »Warum? Sie hat doch jetzt den Zucker schon so lange, sie ist doch gestraft genug gewesen. Warum jetzt?«

Wir waren gemein zu ihm, ohne dass wir es wollten. Er fragte nach dem Warum, als glaubte er an einen göttlichen Strafkatalog, und fragte nach so unsinnigen Dingen wie dem tieferen Grund für das Leiden seiner Frau. Dumme Frage. Für uns lag auf der Hand, was mit seiner Frau geschah. Nach unserer naturwissenschaftlichen Ausbildung an den besten Universitätskliniken des Landes war der Krankheitsverlauf der Patientin sonnenklar: Jahrzehntelanger Diabetes mit schlecht eingestellten Blutzuckerwerten – da ist es logisch, dass irgendwann die Blutgefäße dichtmachen. DDD – dick, diabetisch, doof, das war die Einschätzung unseres Oberarztes für Patientinnen wie sie, die ihren Blutzucker nicht in den Griff bekamen, aber das sagten wir ihrem Mann natürlich nicht. Dazu war die Frau noch an der Dialyse, die den maroden Adern den Rest gab. Dass sie einen Herzinfarkt oder Schlaganfall bekommen musste, war nur eine Frage der Zeit gewesen.

Wir wussten, dass Dialysepatienten im Durchschnitt nur sieben oder acht Jahre überlebten, wenn die regelmäßige Blutwäsche einmal begonnen hatte. Die Patientin hatte überhaupt kein günstiges Gefäßprofil, wie das der Arterienexperte in unserer Klinik nannte. Auch die Sepsis war einfach zu erklären – eine geschwächte Patientin mit offenen Beinen, Zucker und Schläuchen, die oben und unten aus ihrem Körper ragten, da konnte sich schnell eine Entzündung bilden und sich ausbreiten bis hin zur Blutvergiftung.

»Warum?« – Wirklich eine dumme Frage.

Weil er es nicht zu verstehen schien und die Frage immer wieder stellte, begann uns der Mann der Patientin lästig zu werden wie eine Fliege, die immer wieder das Essen umkreist und die man wegwischen muss. Jeden Tag kam er. Jeden Tag schien es so, als würde er auf uns lauern, um, sobald er einen weißen Kittelzipfel sah, sich auf uns zu stürzen und sein unvermeidliches »Warum?« zu fragen.

War er nun dumm oder eine Nervensäge oder beides? Wir wussten es nicht. Jedenfalls gab es bald so etwas wie ein Frühwarnsystem, wenn er allein oder mit seiner ebenso nervigen Schwester auftauchte. Wir verkrochen uns im Stationszimmer oder gingen energischen Schritts an ihm vorbei und sagten mit gespieltem Bedauern, dass wir gerade zu einer dringenden Besprechung müssten und jetzt leider, leider keine Zeit hätten.

Zehn Tage ging das so, dann war die Patientin tot.

Seitdem haben wir den Mann nicht mehr gesehen und ihn nie wieder sein »Warum?« fragen hören.

Mohnkuchen
Warum Gebäck die Diagnose erleichtern kann,
wie eine Krebskranke mit unnötigen Untersuchungen
belastet wird, und weshalb eine Patientin plötzlich eine unklare
Unruhe überfällt und zum schwierigen Fall wird.

Sie war vierundsechzig Jahre alt und hatte den Bauch voll Krebs. Eierstockkrebs, ein Tumor mit einer sehr schlechten Prognose. Schwer zu sagen, ob die Patientin mit den vielen Metastasen nur noch ein paar Wochen oder doch ein paar Monate leben würde. Der Tumor hatte die Patientin bereits deutlich gezeichnet. Sie war kachektisch, also abgemagert und ausgezehrt vom Krebs. Wenn sie mit ihrem Rollwagen aus dem Bad zurückkam und sich ins Bett legen wollte, musste ihr Mann ihre Füße hochheben, weil sie die Beine allein nicht ins Bett bekam. Jeder Arzt, der ein bisschen Erfahrung hatte und einen Blick für Patienten, konnte sehen, dass diese Frau nicht mehr lange zu leben hatte.

Jetzt war sie wieder im Krankenhaus. Sie hatte selbst bemerkt, dass ihr Urin in letzter Zeit so komisch roch. Er war zudem fast immer leicht verfärbt, manchmal schienen sogar irgendwelche kleinen Bröckchen darin zu schwimmen. Zunächst war die Patientin bei ihrem Hausarzt gewesen. Der hatte einen unappetitlichen Verdacht: Durch die vielen Krebsabsiedlungen im Unterbauch der Frau konnte eine Fistel entstanden sein, das heißt eine normalerweise nicht vorhandene Verbindung zwischen dem Enddarm und der Harnblase.

Der Hausarzt muss ein erfahrener Mediziner und noch dazu ein Menschenfreund gewesen sein. Er hatte eine geradezu geniale Idee, wie er seine Verdachtsdiagnose überprüfen konnte, ohne die schwerkranke Patientin zu sehr mit weiteren Untersuchungen zu belasten. Er sagte ihr, sie solle demnächst zwei Stück Mohnkuchen zu Hause essen und in den darauffolgenden Stunden bis zum nächsten Tag ihren Urin sammeln und vorbeibringen. Das war alles.

So machte es die Patientin, und nachdem sie den Kuchen gegessen hatte, fanden sich wenig später in ihrem Urin etliche kleine Mohnkörner wieder. Sie waren vom Darm über die Fistel in die Harnblase geraten und wurden mit dem Urin ausgeschieden.

Im Krankenhaus wollten es die Ärzte allerdings genauer wissen. Sie hatten deshalb eine Computertomographie vom Unterleib der Patientin geplant. Das war offensichtlich eine Tortur für die Dame, doch vielleicht konnte man ihr das Leben in ihren letzten Monaten noch mit einem kleinen Eingriff erleichtern, wenn man genauer wusste, wo die Verbindung zwischen Darm und Blase bestand.

Die Untersuchung war jedoch nicht so einfach zu bewerkstelligen, denn die Röntgenabteilung und die Frauenklinik lagen etwa einen Kilometer voneinander entfernt. Die Patientin musste zunächst in die Radiologie transportiert werden, und das war aufwendig. Zwar fuhr zwischen den beiden Kliniken ein Shuttle-Bus, aber auf der Station war das

Personal knapp, und so sollte als einzige Betreuungsperson ein Krankenpflegeschüler die Patientin zur Computertomographie begleiten.

Pfleger und Patientin standen vor der Frauenklinik und warteten darauf, dass der Bus kam. Da die Patientin sehr geschwächt war, konnte sie die Stufen zum Bus nicht allein bewältigen. Der Krankenpflegeschüler stand zunächst verlegen herum und wusste nicht, was er machen und wo er anfassen sollte, der Busfahrer hatte es im Kreuz. Die Patientin, die, vom Krebs ausgezehrt, wahrlich nicht mehr viel wog, machte einen Schritt auf die Busstufen zu, wurde dabei aber nur halbherzig von dem Krankenpflegeschüler gestützt und fiel der Länge nach hin.

Der Pflegeschüler schaute sich hilfesuchend um, aber der Busfahrer raunzte ihn nur an, er solle endlich ein Taxi rufen, so ginge das doch nicht. Also setzte der Krankenpflegeschüler die Patientin auf eine Bank in der Nähe und bestellte von der Klinikpforte aus ein Taxi. Als es endlich kam und die Patientin mit Mühe auf der Rückbank Platz genommen hatte, verabschiedete sich der Krankenpflegeschüler in die Klinik. Außerhalb der Frauenklinik fühlte er sich offenbar nicht zuständig, obwohl die Patientin jetzt ohne Begleitung in Richtung Radiologie unterwegs war.

Schon nach drei Minuten war die Patientin mit dem Taxi vor der Radiologie angekommen. Doch dann begann erneut eine Tortur für sie. Das Taxi hielt nahe am Eingang der Röntgenklinik. Die Patientin öffnete die Tür und wollte aussteigen. War er zu faul, zu stoffelig oder war er sauer, weil er nur so eine kurze Strecke zu fahren hatte? Jedenfalls blieb der Taxifahrer sitzen und half der Patientin kein bisschen. Vielleicht hatte er auch Angst, sich anzustecken – womit auch immer, denn die Patientin war ja nicht infektiös.

Die Patientin, zu verschüchtert, um um Hilfe zu bitten, riss sich zusammen, schob ihre kraftlosen Beine aus dem Auto und versuchte in den Stand zu kommen. Als sie unsicher gebückt auf dem Gehweg stand und sich gerade aufrichten wollte, fiel sie erneut hin. Der Taxifahrer bekam das nicht mehr mit, er war schon weitergefahren.

Passanten halfen der Frau wieder auf die Beine und brachten sie bis zur Anmeldung in die Röntgenabteilung.

Wie sie nach der Untersuchung zurück in die Frauenklinik gekommen war, wusste die Patientin am Abend selbst nicht mehr. Die beiden Stürze so kurz hintereinander hatten ihr merklich zugesetzt, sie konnte sich an nichts mehr erinnern.

Die Computertomographie hatte übrigens nichts ergeben. Die Ärzte sahen lediglich bestätigt, dass der Unterbauch der Frau komplett mit Krebsmetastasen zugewuchert war. Hier konnte man nichts mehr für sie tun, allenfalls mit einem Katheter oberhalb des Schambeins den Harn aus der Blase ableiten, so dass der mit Kot verschmutzte Urin nicht aus der Harnröhrenöffnung kam, was für die Frau extrem unangenehm war. Das hätte man aber auch vor der Untersuchung schon machen können.

Die Krankenschwestern schrieben in ihren Pflegebericht, dass die Patientin seit ihrem Aufenthalt in der Röntgenabteilung extrem verändert und nur noch schwierig zu betreuen sei, eine »unklare Unruhe« habe sie erfasst. Vorher war sie klar im Kopf und ansprechbar; eine aufmerksame ältere Dame, die sich völlig über ihren Zustand im klaren war. Jetzt war sie verwirrt und regelrecht geistig umnachtet.

Beim nächsten Nachtdienst baten die Krankenschwestern die diensthabende Ärztin, sie solle die Patientin doch endlich sedieren, ihr also ein Beruhigungsmittel geben, weil sie so schwierig zu pflegen sei.

Das war aus medizinischer Sicht und aus Sicht des Pflegepersonals eine Bankrotterklärung: Die todkranke Patientin war zu einer unnötigen Untersuchung gedrängt worden (deren Ergebnis der Hausarzt mit Hilfe von zwei Stück Mohnkuchen genauso effektiv und weitaus schonender vorweggenommen hatte), wobei sie zweimal stürzte und von dem Pflegeschüler fahrlässig vernachlässigt wurde. Nun war sie verwirrt und in ihrem ohnehin labilen Zustand deutlich geschwächt – was sicher auch mit den Stürzen während des Transports zu tun hatte. Und die Schwestern hatten nicht die Zeit, die Lust oder genügend Personal, um sich um das Opfer ihrer eigenen und der ärztlichen Behandlung zu kümmern.

Eine Oberärztin schlug vor, man solle die Patientin doch auf eine Palliativstation in einem anderen Krankenhaus verlegen, wenn die Arbeit hier zu aufwendig würde. Dort sei man speziell auf die Pflege und Betreuung Todkranker eingestellt. Diesen Vorschlag wies der Chefarzt jedoch zunächst weit von sich, es handelte sich schließlich um eine seiner Privatpatientinnen – und ein Transport in ein anderes Krankenhaus sei der Dame wirklich nicht mehr zuzumuten.

Der Oberarzt, der am nächsten Tag Dienst hatte, verschrieb der Patientin ein Beruhigungsmittel. Die Schwestern waren erleichtert, denn sie hatten fortan weniger Mühe mit ihr.

Schließlich wurde sie doch noch in ein anderes Krankenhaus verlegt, wo man sich besser um Sterbende kümmern konnte. Dort ist sie dann etwas später gestorben.

Psychiatrische Beratung

Warum ein Patient zum Fall für den Psychiater wird, wie ein
Doppeldoktor als Nervenarzt auftritt, und wozu der Werbeprospekt
eines Elektromarkts nützlich sein kann.

Der Patient lag wegen eines chronischen Nierenleidens und
seiner Zuckerkrankheit auf unserer Station in der inneren
Medizin. Mit dem wirren Schnauzbart und seinem manchmal etwas irren Blick sah er aus wie der Fußballtrainer Peter
Neururer. Er war noch nicht alt, gerade mal achtundvierzig
Jahre, und er hatte wohl früher einmal als Sozialpädagoge
gearbeitet. Seit längerer Zeit war er jedoch schon nicht mehr
in seinem Beruf tätig. Zudem hatte er sich anscheinend dem
Alkohol zu sehr gewidmet, auch wenn er weder Entzugs-
syndrome noch andere Probleme hatte, seit er auf unserer
Station war.

Manchmal benahm sich der Patient allerdings etwas eigen-
artig. Er verwickelte uns Ärzte oder die Pflegekräfte in ulkige
Gespräche oder verfiel in ein amüsiert-spöttisches Klagen
über den Zustand der Welt und die seltsamen Menschen, die
es gab. Das war meistens recht unterhaltsam, und wir schätz-
ten ihn als originellen Kauz zwischen all den Kranken mit
den dicken Beinen und den schwachen Herzen.

Der Chefarzt sagte allerdings jedesmal während der Visite,
wenn wir das Zimmer des Patienten wieder verlassen hatten,
dass ihm »dieser eigentümliche Herr«, wie er ihn nannte, äußerst komisch vorkam. Und was machen Ärzte, wenn ihnen
ein Patient komisch vorkommt? Sie rufen den Psychiater.

Das hat einen doppelten Vorteil: Nichts sehen Ärzte lieber als schwierige Patienten, die auf eine andere Station oder

noch besser in eine andere Abteilung oder Klinik verlegt und abgeschoben werden können. Und am zweitliebsten sehen Ärzte ihre Vorurteile über andere Ärztegruppen bestätigt – beispielsweise, dass die Psychiater selbst alle etwas therapiebedürftig sind und ihren Patienten mit der Zeit immer ähnlicher werden.

Die Psychiatrie wurde informiert, und schon eine knappe Woche später kam ein Oberarzt vorbei, um den Patienten zu untersuchen und zu beurteilen. Einen zweifach promovierten Schlaumeier hatten sie uns geschickt, er war nicht nur Doktor der Medizin, sondern auch der Philosophie. Der Doppeldoktor wirkte so, als ob er sich uns läppischen Organmedizinern aus der Inneren von vornherein um Längen überlegen vorkam. Er verbesserte unsere Aufzeichnungen, während er sie las, und als ich ihn schüchtern nach seinem Zweitstudium fragte, sagte er, davon verstünde ich sowieso nichts.

Dr. med. Dr. phil. hatte jedoch nicht mit unserem Patienten gerechnet. Dem imponierte die Doppelqualifikation des Medikus nämlich gar nicht. Ich war bei der Untersuchung dabei, und es war einer der unterhaltsamsten Tage in meiner Klinikzeit. Hier richtete sich jemand nicht nach den Bedürfnissen und Ritualen der Station, der Ärzte und nach den Gepflogenheiten während einer Untersuchung, sondern zeigte, dass es ihm, dem Patienten, um *seine* Bedürfnisse ging und darum, das zu tun, wozu *er* Lust hatte. Das war allerdings nicht sofort zu erkennen.

Der Psychiater vor dem Bett fragte den Sozialpädagogen im Bett zuerst nach dem Wochentag. Der Sozialpädagoge im Bett schaute den Psychiater vor dem Bett drollig an.

Dann fragte der Mann im weißen Kittel nach der Uhrzeit und, ohne eine Antwort abzuwarten, auch nach der ungefähren Jahreszeit. Amüsiert grinste der Mann im Bett den Mann vor dem Bett an und sagt nur: »Ich muss gleich pissen.« Daraufhin lächelte er nachsichtig unter seinem Schnauzbart hervor und schaute uns aufmerksam an, was wohl als nächstes folgen würde.

Der Psychiater im weißen Kittel hielt es offenbar für angebracht, den Sozialpädagogen im weißen Nachthemd nach noch elementareren Formen des alltäglichen Wahnsinns zu fragen. Der Tageszeitung auf dem Nachttisch entnahm er beiläufig den Prospekt eines Elektromarkts, auf dem allerlei Hi-Fi-Anlagen, Videogeräte und Fernseher zu sehen waren. Er hielt den Prospekt verkehrt herum vor das Gesicht des Mannes im Bett und fand das wohl einen ganz besonderen Kniff. Ich überlegte, was man wohl psychiatrisch daraus schließen mochte, wenn der Patient auf dem Kopf stehende DVD-Player oder CDs erkannte.

Der Mann im Bett reagierte eine Weile überhaupt nicht. Dann sah er uns flehentlich an, und es wirkte für einen kurzen Moment so, als ob er jetzt seine Fassade aufgeben und uns gestehen würde, dass er wirklich nicht wisse, was auf dem Prospekt zu sehen sei und dass er unserer Hilfe bedürfe. Irrtum. Nach nur wenigen Sekunden veränderte sich sein Gesichtsausdruck wieder zu dem bekannten überlegenen Grinsen, er drehte mitleidig den Prospekt herum und sagte nur: »It's a Sony.«

Schwierige Patienten

*Wie Kranke und Angehörige den reibungslosen Ablauf im
Krankenhaus stören, warum ein Krankenhaus kein Hotelbetrieb
ist, und weshalb die Kranken für die Ärzte dazusein haben.*

Wir waren beschäftigt. Die Visite auf unserer Station war noch
nicht beendet, doch zwischendurch unterbrach uns immer
wieder der Ehemann von der Frau aus Zimmer neun. Er wollte jetzt schon zu ihr, nicht erst später. Sie brauche ihn, sagte er.
Dringend, sagte er, sie habe doch nicht mehr lange zu leben.

Seine Frau war schwerkrank und lag schon seit vier Wochen
bei uns in der inneren Medizin. Sie hatte einen seltenen Tumor des blutbildenden Systems, ein sogenanntes Plasmozy-
tom. Dabei kann es zu Auswüchsen an den Knochen kommen.
Die Patientin hatte eine tennisballgroße Beule, die zwischen
den Brüsten aus ihrem Brustbein ragte. Das waren nicht einfach nur Knochen – hier wurden die Krebszellen gebildet, die
ihren Körper zerstörten. Dennoch nutzte es nichts, diese
Wucherung zu entfernen, da längst andere Knochen und der
ganze Körper befallen waren. Die Patientin war bereits blass
und abgemagert, man sah ihr den Krebs an.

Ihr Mann wollte einfach nur bei ihr sein. Er wollte ihre
Hand halten, sie trösten, Zeit mit ihr verbringen. Anfangs
fanden es Ärzte wie Schwestern rührend, wie er sich um
seine Frau kümmerte. Doch mit der Zeit veränderte sich die
Wahrnehmung. Irgendwie begann er zu stören. Die Schwestern beschwerten sich, dass er immer da war. Vormittags,
mittags, abends. Dass er oft an die Tür des Schwesternzim-
mers klopfte, weil er eine Tasse warme Milch für seine Frau
wollte, eine Blumenvase oder eine andere Nebensächlichkeit.

Wir kommen ganz aus unserem Rhythmus, sagten die Schwestern, wir fühlen uns in unserer Arbeit beeinträchtigt, wenn er uns ständig auf den Füßen steht.

Uns Ärzte nervte er inzwischen auch. Wir hatten zwar viel weniger mit ihm zu tun als die Krankenschwestern, doch auch wir fanden ihn lästig. Er war eben einfach immer da. Es begann schon damit, dass er bei der letzten Operation seiner Frau anwesend sein wollte. Er wollte ihr nicht von der Seite weichen, nicht während der Narkose und nicht, wenn sie schlief. Dass er im Krankenhaus übernachtete, hatten wir gerade noch verhindern können.

Jahre später hörte ich einen Vortrag von Heidelise Als. Die deutschstämmige Ärztin hat sich an der Harvard-Universität und den Krankenhäusern der Umgebung unermüdlich dafür eingesetzt, dass auf Intensivstationen für Frühgeborene und Kleinkinder die Bedürfnisse der Kinder und Eltern stärker berücksichtigt werden. In zahlreichen Untersuchungen hat sie gezeigt, dass Frühgeborene sich besser entwickeln, rascher an Gewicht zunehmen, weniger Hirnschäden bekommen, sich Lunge und Herz rascher kräftigen und dass sie deutlich früher entlassen werden können, wenn sie von ihren Eltern im Krankenhaus mehr Zuwendung erfahren, das heißt wenn sie immer wieder auf den Arm genommen, am Oberkörper gehalten und regelmäßig liebkost und gestreichelt werden.

Heidelise Als hat erzählt, welche Mühen es ihr machte und dass es viele Jahre brauchte, die Ärzte, das Pflegeteam und erst recht die Krankenhausverwaltung davon zu überzeugen, dass größere Abstände zwischen den Inkubatoren und Intensivbettchen nötig waren, damit man dort überhaupt mehr Platz hatte für die Eltern und andere Angehörige, die sich um die Frühgeborenen kümmern wollen. Dass die Betten anders, kuscheliger, wärmer eingerichtet werden mussten und dass auch andere, bauliche Veränderungen nötig waren, um eine Medizin für die Bedürftigsten der Kranken und nicht gegen sie zu machen.

Anfangs sei das Programm, die Pflege Frühgeborener individueller zu gestalten, auf viel Widerstand bei Schwestern und Ärzten gestoßen – die professionellen Heiler und Helfer fühlten sich in ihrem Tagesablauf gestört. Eltern, die Nähe und individuellen Umgang wollten, galten als schwierig.

»Vielen Schwestern wurden ja Nähe, Pflege, Wärme abtrainiert«, sagte Als. »Sie mussten das erst mühsam wieder lernen. Dabei ist liebevolle Pflege der Weg zur Heilung, nicht die Maschine.«

Als sagte auch: »Die Schwestern und Ärzte fühlten sich zunächst gestört: von Angehörigen, die mehr wollten, als nur passiv zu eingeschränkten Besuchszeiten kurz im Krankenzimmer vorbeizuschauen, um dann wieder zu verschwinden.« Jeder individuelle Wunsch und jede Veränderung von außen bringe die gewohnten Abläufe durcheinander.

Da Schwestern wie Ärzte in ihrer Tätigkeit oft bis an die körperlichen und psychischen Grenzen gehen – und manchmal darüber hinaus –, wird der Wunsch nach Veränderungen oft als Bedrohung empfunden. Es ist der letzte Tropfen, der das Fass aus Erschöpfung, drohendem Burn-out und Unzufriedenheit zum Überlaufen bringen kann.

Ich verstand jetzt, warum die Ärzte und Pflegekräfte auf unserer Station damals so aggressiv und abweisend auf den Mann der Patientin reagiert hatten, der immerzu bei seiner Frau sein wollte. Gute, nette Angehörige waren demnach solche, die nicht den Alltag von Schwestern und Ärzten durcheinanderbrachten, sondern die funktionierten. Die zu den Patienten vorgelassen wurden, sich aber nicht einmischten und auch sonst nicht weiter auffielen. Sie durften Geschenke für die Schwestern mitbringen; Wein oder Pralinen für die Ärzte und am Entlassungstag Geld für die Kaffeekasse der Station spenden, aber auf keinen Fall größere Ansprüche stellen.

Noch schlimmer war es, wenn die Patienten etwas außer der Reihe einforderten: beispielsweise mehr Zeit, als nach Pflegeplan und Stellenschlüssel für sie vorgesehen war, weil sie einsam waren oder Angst vor der Operation hatten, die am nächsten Morgen anstand. Oder eine besondere Form der Zuwendung, die keine medizinische Dienstleistung war. Besonderheiten beim Essen, bei der Pflege, bei der Betreuung – das war im Krankenhaus nicht eingeplant. Am ungehörigsten war es, wenn die Patienten nach einer Schwester klingelten, obwohl sie keinen handfesten medizinischen Grund hatten.

Viele Pfleger und Schwestern verteidigen es auch heute noch, wenn sie die Patienten »nicht zu sehr verwöhnen«, wie sie es nennen. Schließlich soll den Kranken sofort beigebracht werden, selbständig zu sein oder es wieder zu werden. »Eine Klinik ist kein Hotelbetrieb« ist in diesem Zusammenhang auch immer wieder von Ärzten und Pflegepersonal zu hören. Dabei ist es doch so: Ob gestresste Mütter nach der Entbindung, geschwächte Patienten nach der Operation oder Kranke jedweder Art – alle Menschen, die im Krankenhaus sein müssen, genießen es, auf liebevolle Weise gepflegt, betreut und umsorgt zu werden.

Es ist eine Banalität, aber die meisten Ärzte und Pflegekräfte haben es offenbar vergessen: Ärzte und Schwestern sind für die Patienten da. Deren Bedürfnisse sollten sie berücksichtigen und versuchen, ihnen den immer unangenehmen Aufenthalt etwas erträglicher zu gestalten, sie sollten Ängste nehmen, Trost geben.

In vielen Kliniken und in einigen Praxen ist es mittlerweile leider andersherum: Dort scheinen die Kranken für die Ärzte dazusein. Und immer mehr Patienten und ihre Angehörigen gelten als schwierig, und ihnen schlägt kaum versteckte Feindseligkeit entgegen. Warum stören sie auch den reibungslosen Ablauf?

Schonkost um jeden Preis
Warum einem alten Herrn die Sahne auf dem Kuchen
untersagt wird, wann es in der Medizin ums Prinzip geht,
und wie Gesunde zu Kranken gemacht werden.

Der Mann war fünfundachtzig Jahre alt. Er litt an einer hartnäckigen Bronchitis, die sich mittlerweile zu einer Lungenentzündung ausgewachsen hatte. Da er schon längere Zeit Herzprobleme hatte, musste er stationär behandelt werden; zu Hause wäre es zu riskant gewesen. Der ältere Herr hatte ein schönes Zimmer mit Blick in den Park des Krankenhauses, und wie es üblicherweise mit neuen Patienten geschieht, wurden auch ihm zur Aufnahme in der Klinik etliche Blutröhrchen abgenommen. Bei diesem Routinecheck fiel auf, dass fast alle seine Blutwerte im normalen Bereich waren – bis auf die Cholesterinkonzentration, die einigermaßen erhöht war.

Es dauerte nicht lange, da griffen die medizinischen Automatismen. Bei der nächsten Visite redete der Stationsarzt dem alten Herrn ins Gewissen. Er habe sich wohl sein Leben lang nicht zügeln können und immer gerne genascht und fett gegessen. Aber damit sei jetzt Schluss, er würde schließlich Raubbau an seinen Blutgefäßen und seiner Gesundheit treiben und sich damit unweigerlich den Risiken Herzinfarkt und Schlaganfall aussetzen. Für die nächsten Tage wurde dem Mann die Sahne auf dem Kuchen verboten, und umgehend bekam er eine fettarme Schonkost verordnet. Die Ärzte hatten tatsächlich vor, seinen Cholesterinspiegel zu senken.

Das war in diesem Fall eine völlig unsinnige Maßnahme. Denn erstens ist unter Medizinern bekannt, dass bei einem erhöhten Cholesterinspiegel die Umstellung der Ernährung nur einen ziemlich geringen Einfluss auf die Fettkonzentrationen im Blut hat – im Bereich von etwa 10 oder 15 Prozent. Zudem – und das war weitaus wichtiger – ist bei alten Menschen ein hoher Cholesterinwert keineswegs so gefährlich, wie es im Rahmen der allgemeinen Cholesterinhysterie immer wieder behauptet wird und wie dies bei Jüngeren eher zutreffen mag.

Im Gegenteil: Ab einem Alter von etwa fünfundsiebzig, achtzig Jahren bleiben die Menschen gesünder und leben länger, wenn sie einen hohen Cholesterinspiegel haben. Eine Untersuchung an alten Leuten in den Niederlanden hat das ergeben. Wer unter den Senioren den höchsten Cholesterinwert hatte, lebte am längsten, diejenigen mit der niedrigsten Konzentration starben hingegen früher.

Das ist einleuchtend. Schließlich ist Cholesterin nicht allein ein möglicher Schadstoff für den Körper, sondern Bestandteil von Zellmembranen und daher ein wichtiger Stoff im Organismus, der für zahlreiche Aufbau- und Stoffwechselprozesse von großer Bedeutung ist. Womöglich verkürzt ein niedriger Cholesterinwert bei alten Menschen deshalb das Leben, weil die Erneuerungs- und Reparaturmechanismen dann nicht mehr so gut funktionieren.

Davon schien dieser Arzt aber noch nie etwas gehört zu haben. Als die Tochter ihrem Vater eines Tages eine Schokoladentorte mitbrachte und der alte Herr sie genüsslich verspeiste, kam überraschend der Stationsarzt ins Zimmer, der den Mann auf Diät gesetzt hatte. Er redete mit dem Patienten wie mit einem kleinen Kind. »Muss ich schimpfen?« sagte er. »Wollen Sie denn gar nicht auf uns hören?«

Die Tochter fragte, ob man das denn wirklich so eng sehen müsse, ihrem Vater mache es doch offensichtlich große Freude, den Kuchen zu essen, und diese Zufriedenheit beim Essen sei doch bestimmt auch gesund.

»Damit dürfen wir gar nicht erst anfangen«, sagte der Mediziner. »Schon aus Prinzip.«

Die erzwungene cholesterinarme Diät für den alten Mann war medizinisch nicht gerechtfertigt und menschlich deplaziert. Doch auch bei jüngeren Menschen hat sich offenbar, wenn es um Cholesterin geht, das Motto durchgesetzt: Wer gesund ist, wurde nur noch nicht genügend untersucht. Allgemeinmediziner aus Norwegen und Großbritannien haben der Europäischen Gesellschaft für Kardiologie jüngst vorgeworfen, durch ihre Empfehlungen die meisten Erwachsenen zu Patienten zu machen. Die stetig abgesenkten Grenzwerte für Blutdruck und Cholesterin machen den Durchschnitt der Bevölkerung krank, lautet der Vorwurf.

In der Tat haben Untersuchungen an mehr als sechzigtausend Norwegern ergeben, dass es kaum noch Gesunde gibt, wenn man den Kriterien von Europas Herzexperten folgt. Diese empfehlen Grenzwerte beim Blutdruck von 140 zu 90 Millimeter auf der Quecksilbersäule und beim Cholesterin von 193 Milligramm pro Deziliter Blut. Unter diesen Werten bleibt aber in Europa höchstens ein Viertel aller Erwachsenen.

Folgt man den Erkenntnissen und Empfehlungen der Kardiologen, ist die Gesundheit der Europäer massiv bedroht. Mehr als 90 Prozent der Fünfzigjährigen hätten demnach ein erhöhtes Risiko, frühzeitig Herzinfarkt oder Schlaganfall zu erleiden. Umgerechnet auf alle Erwachsenen, wären es noch 76 Prozent. Die Gefährdung beginnt demnach schon in jungen Jahren: Bereits die Hälfte der Vierundzwanzigjährigen hätte ein erhöhtes Herz-Kreislauf-Risiko. Durch ihre strengen Kriterien, so die Kritiker, stempelten Ärzte Gesunde zu Patienten, werden Mediziner zu Krankmachern.

Diese flächendeckende Krankmacherei kann erhebliche Folgen haben: Es fehlen Geld und Zeit für diejenigen, die wirklich krank sind. Zudem ist der Nutzen einer Therapie bei niedrigen Werten geringer, die Nebenwirkungen hingegen bleiben. Es gibt außerdem kaum Erkenntnisse darüber, wie sich die Senkung von Blutdruck und Cholesterin über Jahrzehnte auswirkt – weder im Hinblick auf die Wirksamkeit noch auf die Nebenwirkungen.

Unklar ist auch, welche psychischen Folgen es hat, wenn ein bisher Gesunder das Etikett »erhöhtes Risiko« verpasst bekommt. Gesund kann es jedenfalls nicht sein, wenn Gesunde krankgeredet und zu Risikoträgern gemacht werden.

3. Jenseits der Schamgrenze

Ein bisschen mehr Intimpflege

Wann Ärzte offen reden können, und was eine Frage der Hygiene ist, was alles schon vor der Behandlung entblößt wird, und warum man eigentlich nicht barfuß zum Schuster geht.

Die Hautarztpraxis, die ich von früher kannte, ist mittlerweile umbenannt worden. Sie heißt jetzt »ästhetisches Zentrum«. Dass es sich bei diesem Namenswechsel um den Versuch der Geldmacherei handelt, kann man vermuten. Ich sitze nur wenige Minuten im Wartezimmer, dann werde ich schon aufgerufen. Das geht aber schnell, denke ich und bin angenehm überrascht.

Doch offensichtlich habe ich mich zu früh gefreut. In der »Behandlungsebene«, wie die Assistentin den Raum nennt, in den sie mich führt, sind die Ambulanzkabinen dicht an dicht nebeneinander aufgebaut. Wobei der Begriff »Ambulanzkabine« übertrieben ist. In einem großen Zimmer sind lediglich ein paar fadenscheinige Vorhänge montiert worden, die eher an Duschwände erinnern als an echte Wände. Der Raum zum nächsten Patienten ist nur notdürftig abgetrennt.

Ich komme, um mir ein verdächtiges Muttermal entfernen zu lassen. Es befindet sich an der Schulter, keine delikate Stelle also. Auf dem Weg zu meiner Kabine komme ich an zwei älteren Frauen vorbei, die in Unterwäsche auf einem Plastikschemel kauern und auf den Auftritt des Arztes warten. Der Vorhang zu ihrem Kabuff ist nur halb zugezogen, so dass man sie unweigerlich sehen muss, wenn man daran vorbeigeht.

Offenbar ist der Arzt gerade in der Behandlungskabine neben mir. »Sie bekommen diese Warzen im Analbereich nicht anders weg«, höre ich ihn sagen und versuche mich nicht daran zu erinnern, welche der Damen gerade neben mir saß. Es gibt ja dieses Schamgefühl, das man für andere empfindet. Ich wünsche mir inständig, dass es für die Patientin nicht noch peinlicher und entwürdigender wird, und ich bin heilfroh, dass ich für den Hautarzt nur den Oberkörper werde entblößen müssen.

»Wir können ja offen reden«, fährt der Arzt in ungedrosselter Lautstärke mit seinen Belehrungen fort. »Das ist auch eine Frage der Hygiene, ein bisschen mehr Intimpflege kann da Wunder wirken.«

Er kann vielleicht offen reden, denke ich, aber seine Patientin bringt er hier in eine höchst unangenehme Situation. Jeder der schätzungsweise ein Dutzend anderen Patienten konnte im Vorbeigehen in die Kabine der Dame schauen, bevor der Arzt zu ihr kam. Jeder kann sehen, um wen es geht, wenn die Dame später ihr notdürftig abgeschirmtes Behandlungszelt wieder verlässt.

Es ist beschämend, sogar für mich, der gar nicht unmittelbar betroffen ist. »Tina, wat kosten die Kondome?« – der Spot aus der Kinowerbung mit dem Mann, der dezent Verhütungsmittel kaufen will, während die Kassiererin quer durch den Supermarkt ruft, um die Kollegin zu fragen, wie teuer sie sind, gibt nur unzureichend wieder, wie sich die Patientin in der Kabine neben mir wohl gefühlt haben mag.

Diese fehlende Sensibilität ist Ärzten aber offenbar kaum

abzugewöhnen – egal ob beim Urologen, Orthopäden oder beim Zahnarzt. Vom Praxispersonal wird man, kaum dass man das Wartezimmer verlassen hat, schon dazu gedrängt, sich in Unterwäsche oder noch spärlicher bekleidet auf harte und unterkühlte Behandlungsstühle zu kauern, bis der Herr Doktor endlich Zeit hat.

Ärzten mag zwar nach ein paar Berufsjahren nichts Menschliches mehr fremd sein, und ein nackter Körper mag nicht viel mehr als ein Stück unverhüllte Anatomie für sie bedeuten – für viele Patienten werden jedoch Schamgefühle verletzt, wenn sie sich längst ausgezogen haben und darauf warten, dass ihnen ein bis unter den Adamsapfel zugeknöpfter Mediziner gegenübertritt und ihre schlechte Haltung, die Krampfadern oder andere äußerliche Defizite mustert. Von delikateren körperlichen Unpässlichkeiten ganz zu schweigen. Das heißt, in manchen Fällen redet der Arzt ja gar nicht über die vielleicht für den Patienten unangenehme Situation, sondern er beugt sich gleich über die Wunde am Knie, das Muttermal am Rücken oder die urologische Unebenheit, ohne den kauernd lauernden Patienten zuvor eines Blickes gewürdigt oder ein Wort mit ihm gewechselt zu haben.

Anders als mit einer Effizienzsteigerung und dem Ziel, die Patienten schneller zu untersuchen und noch schneller wieder loszuwerden, kann dieser um sich greifende Brauch in Arztpraxen nicht erklärt werden. Als Mensch, der Rat und Hilfe sucht, hat man in dieser Situation sogleich das Gefühl, dass der Arzt sein Gegenüber von vornherein auf den Bereich reduziert, der gerade körperliche Beschwerden verursacht – die notorische Galle aus Nummer zehn. Der Mensch wird zum medizinischen Problem und existiert für den Arzt dann nur noch als verdächtiger Leberfleck, eingeklemmter Leistenbruch oder therapieresistente Impotenz.

Diese vorauseilende Entblößung muss sich niemand bieten lassen. Ins Schuhgeschäft muss man ja auch nicht barfuß kommen, um bedient zu werden. Beim Bäcker oder Metzger kann man auch dann etwas zu essen kaufen, wenn man nicht mit knurrendem Magen und offenem Mund hereinkommt, und zum Maklertermin muss man nicht mit den Möbelpackern anrücken.

Ihr Unmenschen

Was eine Haubentaucherin im Krankenhaus macht,
wieso ein Dickdarm mit Luft vollgepumpt wird, wie sich
eine Nonne in Unterwäsche fühlt, und wie Ärzte auf den Anblick
nackter Körper reagieren.

Er war eigentlich ziemlich gutmütig. Freundlich zu den Patienten, meistens gut gelaunt. Er schien nicht genervt zu sein von den Kranken, die zu ihm kamen, und er fühlte sich ihnen auch nicht überlegen. Er machte immer wieder ein paar Scherze, die zwar ein wenig nach Altmännerart waren, aber er wurde dabei nie anzüglich. Kam eine Nonne in ihrer Ordenstracht als Patientin zu ihm in die Röntgenabteilung, sagte er beispielsweise: »Da ist wieder eine Haubentaucherin.« Das war einer seiner Klassiker, er hatte das schon oft gesagt, aber da es nicht abschätzig, sondern liebevoll klang, nahm man ihm das nicht übel.

An diesem Morgen kam wieder einmal eine Haubentaucherin zur Untersuchung in die Radiologie. Sie war vielleicht Ende Fünfzig und schlank. Auffallend war ihr aufrechter, vornehm zurückhaltender Gang. Der Hausarzt hatte sie geschickt, weil sie seit ein paar Wochen über Bauchschmerzen klagte und ihr in letzter Zeit aufgefallen war, dass sie gelegentlich Blut im Stuhl hatte. Das musste dringend abgeklärt werden. Diese Symptome können zwar harmlos sein, es kann sich aber auch ein Darmkrebs oder ein anderer Tumor dahinter verbergen.

Aus diesem Grund sollte die Patientin einen sogenannten Dickdarmkontrasteinlauf bekommen. Die Prozedur an sich ist zwar harmlos, aber äußerst lästig. Um in der Röntgenaufnahme etwas vom Darm sehen zu können, muss zunächst ein weißes, breiiges Kontrastmittel von hinten eingeführt werden. Es sieht aus wie dickflüssige Milch. Damit sich das Kontrastmittel gut an den Wänden des Dickdarms verteilt und dort haftenbleibt, wird häufig nach dem Brei noch Luft in den Darm gepumpt. Die Luft ist im Röntgenbild dunkel, das Kontrastmittel aus Bariumsulfat hell. Auf diese Weise wird der Kontrast verstärkt. Der Arzt hofft so zu erkennen, wo die Darmwand möglicherweise Defekte, Wucherungen oder sonstige Auffälligkeiten aufweist.

In diesem Fall sollten die Untersuchung und die Vorbereitung darauf zum Problem werden. Die Nonne war mittlerweile bis auf die Unterwäsche entkleidet. Ihre Umkleidekabine war an der anderen Seite des Ganges gelegen, das war architektonisch blöd eingerichtet. Um zu uns zu gelangen, bekam sie noch ein Flügelhemdchen umgehängt, wie es in Krankenhäusern üblich ist. Während der Untersuchung musste sie sich das Flügelhemd allerdings ausziehen und sich untenherum freimachen.

So stand sie jetzt nur noch im Unterhemd vor uns und drehte sich verschämt ab. Für uns Mediziner war der Anblick nackter Menschen normal. Da war nichts Voyeuristisches mehr, sondern der Anblick ausgezogener Menschen war Routine, wir hatten ihn täglich mehrmals. Die Nonne genierte sich allerdings sehr. Für sie war es eben ganz und gar nicht alltäglich, sich vor fremden Männern auszuziehen. Das war entschieden außergewöhnlich für sie.

Der Radiologe führte die Sonde in den Enddarm der Nonne ein und schob sie vor. Behutsam ließ er das Kontrastmittel in ihren Darm laufen, das heißt, er spritzte es mit einem großvolumigen Kolben. Immer wieder fragte er die Patientin, ob es auszuhalten wäre.

»Ja, ja«, sagte die Nonne. »Es geht. Nur dieser Druck! Es fühlt sich an, als ob ich dreimal soviel gegessen hätte wie sonst und gleich platzen würde.«

Diese Vorbereitung für die Untersuchung dauerte nicht lange, dann konnten die Röntgenaufnahmen auch schon beginnen. Die Nonne stellte sich vor den Durchleuchtungsschirm, und wir sahen nach kurzer Zeit ihre Darmschlingen und den breiten Dickdarm, der sich wie üblich wie ein Fensterrahmen an den Seiten ihres Bauches wölbte. Das sah alles ziemlich normal und unauffällig aus.

Sie musste sich noch ein paarmal drehen, da passierte es: Der Nonne entfuhren kaum merklich ein paar Winde. Es war ihr furchtbar unangenehm, doch da war schon wieder dieses kurze, spitze Geräusch. Sie wollte in den Boden versinken vor Scham, denn das war ihr noch weitaus unangenehmer als der Schlauch, den sie in ihren Enddarm gesteckt bekommen hatte.

Was sie nicht wusste: Das war erst der Anfang. Denn als die Untersuchung beendet war, begann sie pausenlos zu pupsen. Vergeblich kämpfte sie gegen den Überdruck in ihrem Darm an.

Der Radiologe gab ihr ein fadenscheiniges und viel zu kurzes Handtuch, das sie sich schnell um die Hüften wickelte. Es verdeckte ihren Po jedoch nur notdürftig. Sie ließ immer wieder Winde fahren, und aus ihrem Anus tropfte das sämige weiße Kontrastmittel.

Die Nonne wirkte so, als ob sie sich sofort verstecken und in den Boden versinken wollte – doch wo sollte sie hin? Der Radiologe redete auf sie ein, dass dies zwar unangenehm, aber völlig normal sei und bei praktisch allen Patienten vorkäme. Sie müsse sich dafür nicht schämen.

Während der Arzt sie zu beruhigen versuchte, tat er nichts, um ihre Blöße etwas besser zu maskieren. Die Nonne huschte über den Flur, auf dem noch andere Patienten standen und den auch die anderen medizinischen Mitarbeiter entlangliefen. Sie hatte nur ihr Unterhemd an, an den Beinen sah man auf der blassen Haut die weißen Tropfspuren, und zwischen den Enden des Handtuchs waren teilweise ihr Po und die Rückseite ihrer Oberschenkel zu erkennen. Sie wollte sich dringend etwas anziehen, doch die Natur brach sich weiter Bahn. Dauernd entfuhren ihr – mal laut, mal leise – die Lüfte, die zuvor gewaltsam in ihren Körper gepumpt worden waren. Dazu lief immer noch weißes Kontrastmittel ihre Beine hinab.

Der Radiologe hatte die Nonne sicher nicht absichtlich bloßgestellt. Doch da er täglich zigfach nackte Körper sah und Schläuche in alle möglichen Öffnungen schob, war ihm entgangen, dass das, was für ihn alltägliche Routine war, bei manchen Menschen die Schamgrenze entschieden überschreiten konnte. Unangenehm war es jedem. Die Nonne fühlte sich aber offensichtlich schutzlos und gedemütigt. Und der Arzt hatte nicht das Gespür gehabt, sie vor dieser für sie entwürdigenden Situation zu bewahren oder sie besser und sorgfältiger gegen fremde Blicke abzuschirmen.

Für die Patienten macht es einen großen Unterschied, ob man sie bedeckt und sich diskret wegdreht, wenn sie an delikaten Stellen untersucht werden, oder ob man sie wie auf dem Präsentierteller möglichen Blicken aussetzt. Auch wenn es um Spiegelungen im Schambereich geht, können Ärzte die Intimität ihrer Patienten durch ein paar einfache Gesten und Handgriffe wahren. Ein größeres Tuch, ein Wandschirm als Raumteiler, ein Blick zur Seite – alles das hilft, um den Patienten das Gefühl zu vermitteln, dass ihre Schutzlosigkeit nicht ausgenutzt, sondern dass sie gerade auch in ihrer Nacktheit und Verletzlichkeit respektiert werden.

Die Nonne hatte inzwischen angefangen zu weinen und war in der Untersuchungskabine verschwunden. Ich wollte mich vergewissern, dass alles in Ordnung war, und klopfte. Schluchzend hockte sie auf einem Plastikstuhl und hatte sich schon wieder ihr Habit angezogen.

Sie sah mich mit einer Wut an, die ich noch selten bei einem Menschen gesehen habe und bei einer Nonne nie erwartet hätte. »Ihr Unmenschen, ihr«, fauchte sie.

Ohne ein weiteres Wort ging sie an mir vorbei und verschwand, ohne ihre Röntgenbilder mitzunehmen.

Lust auf mehr

Warum eine angedunkelte Banane unter unsittlichen Verdacht gerät, welche Lust an Grausamkeiten ein chirurgischer Chefarzt entwickelt, und was Ärzte einfach nicht dulden können.

Sie war etwas wunderlich und kauzig, aber die Schwestern und Pfleger der Station hatten sie sehr gern. Manchmal benahm sie sich wie eine Diva, kämmte sich stundenlang ihre grauen Locken und verlangte nach einem extra großen Spiegel. Doch das störte niemanden, weil sie es nicht so ernst meinte und sich selbst auch nicht so ernst nahm. Sie erzählte immer wieder ausführlich aus ihrer Jugend und von den Männern, die ihr früher den Hof gemacht und sie mit allerlei Galanterien verwöhnt hatten. Jetzt war sie einsam.

Sie war fünfundsiebzig Jahre alt und hatte sich bei einem Sturz zu Hause den Oberschenkelhals gebrochen. Das kann für ältere Leute sehr gefährlich werden, weil sie nach einer solchen Fraktur lange Zeit im Bett bleiben müssen. In dieser Zeit, in der sie sich kaum bewegen, sind sie anfälliger für Infektionen, und eine der schlimmsten Komplikationen nach einem Oberschenkelhalsbruch ist eine Lungenentzündung. Der berühmte Mediziner und Pathologe Rudolf Virchow war 1902, im Alter von achtzig Jahren, beim Einsteigen in eine Straßenbahn ausgerutscht, hatte sich den Oberschenkel gebrochen, daraufhin eine Lungenentzündung bekommen und war daran gestorben.

Die Patientin in unserer chirurgischen Abteilung erholte sich jedoch ganz gut. Der Bruch heilte, sie war meistens guter Dinge, wenn sie nicht gerade »ihren Moralischen« hatte, wie sie es nannte.

Die Visite in ihrem Zimmer verlief an diesem Tag zunächst völlig unauffällig. Es lag noch eine andere ältere Dame mit im Raum, die beiden verstanden sich offenbar prächtig. Plötzlich hatte der Chefarzt jedoch die Idee, sich das Bein der Patientin noch einmal genauer anzuschauen, obwohl die Schwestern erst vor einer Stunde zum Verbandswechsel dagewesen waren und der Stationsarzt sich bei dieser Gelegenheit vom ordnungsgemäßen Zustand der Wunde überzeugt hatte.

Unvermittelt schlug der Oberchirurg die Bettdecke zurück und schaute dann triumphierend in die Runde: Er hatte eine schon ziemlich schwarz und braun angelaufene Banane im Schoß der Patientin entdeckt, die zwischen ihren Beinen gewärmt wurde und ziemlich mitgenommen aussah.

Es war für den Chefchirurgen offensichtlich, dass die Frucht dazu gedient hatte, der Dame ein wenig Abwechslung zu verschaffen. Jeder im Raum konnte in dieser Situation ebenfalls auf diesen Gedanken kommen, und es war wirklich nicht nötig, die Patientin darauf anzusprechen. Der Chirurg sah das aber offenbar anders – und er war hier der Chef. Er grinste breit und anzüglich in die Runde. »Wir sind ja alle aufgeklärte Menschen«, sagte er gedehnt. »Aber Tutti-Frutti brauchen wir hier wirklich nicht.«

Die Dame wurde erst hell-, dann dunkelrot und wusste gar nicht, wo sie hinsehen sollte. Keiner von den Krankenschwestern und den anderen Ärzten sagte etwas. Obwohl die Dame längst bloßgestellt war, legte der Chirurg nochmals nach und sagte, dass »dieser vegetarische Zauberstab« bis zur nächsten Visite unbedingt verschwinden müsse und dann nie wiederauftauchen dürfe. »So was dulde ich hier nicht.«

Wundervolle Anatomie

*Wie ein Frauenarzt sich vor klagewütigen Patientinnen ängstigt,
seinen pädagogischen Eifer auch während der Untersuchung nicht
beherrschen kann, und wann es Zeit wird, eine Praxis zu verlassen.*

Ich war gerade im dritten Semester des Medizinstudiums
und hatte außer ein paar theoretischen Grundlagen noch
keine Ahnung von der großen Welt der Heilkunde. Meine
damalige Freundin, mit der ich schon länger zusammen war,
wollte sich mal wieder die Pille verschreiben lassen. Wir beide fanden es nicht ungewöhnlich, dass ich sie dieses Mal zum
Frauenarzt begleitete, weil wir gemeinsam ein paar Fragen an
den Gynäkologen hatten. Im Wartezimmer war es dann allerdings schon etwas seltsam für mich, als Mann zwischen lauter
Frauen zu sitzen.

Richtig komisch wurde es aber erst, als wir an der Reihe
waren. Der Gynäkologe war völlig unsicher, geradezu fahrig.
Kaum hatte er uns begrüßt, ging er im Sprechzimmer auf
und ab, war dabei supernervös und tat so, als ob wir ihn zur
Rechenschaft ziehen und gleich an die Wand stellen wollten,
nur weil wir zu zweit gekommen waren. Da könne ja jeder
kommen, und wir dürften auf keinen Fall etwas mitschrei-
ben. Solange er allein sei, wolle er gar nichts sagen, er müsse
seine Sprechstundenhilfe dazuholen, gleichsam als Zeugin.

»Später kommt dann das Kind in der Grundschule nicht
mit oder schafft das Abitur nicht, und dann heißt es wieder,
der Frauenarzt war schuld«, sagte er sichtlich aufgebracht.
»Das kennen wir doch alles. Immer sind es die Ärzte.«

Welches Kind? Welches Abitur? Wer wollte hier mit-
schreiben? Ich war damals nicht Journalist, sondern Medizin-

student, und an Nachwuchs hatten wir bisher noch nicht gedacht. Im Gegenteil, wir waren ja wegen der Pille hier.

Es dauerte eine Weile, bis wir den gehetzten Gynäkologen etwas beruhigen konnten. Er musste traumatische Erfahrungen mit Patientinnen gemacht haben, die ihn verklagt hatten, anders konnten wir uns sein seltsames Verhalten nicht erklären. Wir hatten überhaupt nichts Böses im Sinn, wollten nur ein neues Rezept und vielleicht noch ein kurzes Gespräch über andere Methoden der Verhütung. Langsam schien er das zu verstehen und uns zu glauben. Er wollte nur noch schnell die Routineuntersuchung machen, jetzt, wo meine Freundin schon mal da war.

Doch nun wurde es wieder komisch. Meine Freundin nahm auf dem gynäkologischen Stuhl Platz, während ich in den Nachbarraum ging und die Tür offenblieb. Während meine Freundin sich auszog, musste ich an eine Bekannte denken, die vor kurzem erzählt hatte, dass ihr Frauenarzt während der Untersuchung zu ihr gesagt hatte: »Ich begehre Sie ja nicht.« Seitdem ist sie nicht mehr zu diesem Gynäkologen gegangen. Aber das war etwas anderes. Dieser Arzt hier hatte ja offenbar nur ein paar schwierige Prozesse und juristische Auseinandersetzungen hinter sich, und jetzt schien alles geklärt.

Mittlerweile war aber offenbar der pädagogische Eifer in dem Mediziner erwacht, und er wies mich auf lauter histologische Präparate aus seiner Sammlung unter dem Mikroskop hin, das im Nachbarraum stand. Die sollte ich mir doch bitte schön anschauen. Ich war erst im dritten Semester, da verstand man als Medizinstudent noch nicht viel von krankhaft veränderten Gewebeschnitten. Da ich ihn aber nicht weiter reizen wollte, schaute ich artig durch das Okular auf die bunt angefärbten Zellen.

Er rief aus dem Untersuchungsraum zu mir herüber, dass ich weiter in das Mikroskop schauen sollte: »Das kennen Sie, das muss ich Ihnen ja nicht weiter erklären.« Hätte er schon müssen, wenn es mich denn in diesem Augenblick interessiert hätte. Er war doch ein komischer Kauz.

Vollkommen seltsam wurde es dann jedoch, als der Arzt meine Freundin untersuchte. Ich stand neben dem Mikroskop, blickte nicht mehr hinein, sondern schaute aus dem Fenster. Er nuschelte nebenbei, dass »alles in Ordnung« sei und »ganz hervorragend« aussehen würde. »Ganz, ganz hervorragend«, sagte er sogar. Und dann konnte er sich offenbar nicht länger zurückhalten. »Ihre Bekannte hat eine wundervolle Anatomie«, sagte er und nickte dabei anerkennend.

Das war endgültig zuviel. Meine Freundin zog sich schnell wieder an, packte ihre Sachen, und wir verließen schnurstracks die Praxis. Diesen Arzt würde sie nicht mehr aufsuchen, soviel war gewiss.

4. Chefvisite

Selbst schuld

Warum ein Patient weniger wert ist als andere, was die
vornehmste Aufgabe der Assistenzärzte ist, und warum
ein Kranker Luft ist für einen Chefarzt in der inneren Medizin.

Der Chefarzt unserer Abteilung verachtete fehlende Disziplin. Was ihn bis zur Weißglut treiben konnte, war Nachlässigkeit gegenüber sich selbst. Alle Exzesse waren ihm fremd,
und er sah mit Abscheu auf jene Patienten herab, die zu dick
waren, zuviel rauchten oder tranken oder durch andere Le-
bensumstände ihre Krankheit – zumindest aus seiner Sicht –
zu großen Teilen mitverschuldet hatten. Besonders auffällig
war das bei einem Mann aus Serbien. Er war Ende Fünfzig,
hatte immer geraucht und regelmäßig getrunken. Jetzt litt
er an Speiseröhrenkrebs, einem in den meisten Fällen besonders bösartigen Tumor, der gehäuft bei Alkoholikern und
Rauchern auftritt.

Für unseren Chef war die Sache klar. Dieser Patient hatte
seine Krankheit selbst verschuldet, hier war kein höheres
Schicksal am Werk, sondern der Suff und das Nikotin hatten die Zellen im Schlund des Mannes entarten lassen und
drohten ihm jetzt innerhalb weniger Jahre den Garaus zu
machen.

Dem Kranken selbst ging es nicht gut. Er lag oft weinend
im Bett, seine Stimme war schon stark lädiert, er wusste, dass
er bald sterben musste. Er schluchzte immer wieder, offenbar
hatte er auch schreckliche Erlebnisse im Krieg im ehemali-

gen Jugoslawien gemacht, über die er aber nicht reden konnte oder wollte. Jeden Tag waren wir während der Visite für ein paar Minuten bei ihm, versuchten ihm Mut zuzusprechen oder ihn irgendwie aufzuheitern.

Die Chefvisite fand hingegen nur einmal in der Woche statt, am Donnerstag. Wir machten gerade die Runde durch die verschiedenen Krankenzimmer, und bisher war alles ohne Überraschungen verlaufen. Die jüngsten Assistenten schoben den Wagen mit den Krankenakten von Tür zu Tür und zückten dann beflissen die Unterlagen des jeweiligen Patienten. Die wichtigste Prüfung für Jungmediziner besteht ja bis heute darin, auf eine kurze Anweisung des Chefarztes hin sofort den richtigen Befund parat zu haben oder ihn wenigstens schnell aufzublättern.

Fragte der Chefarzt beispielsweise bei Patienten mit unklarem Fieber nach den Entzündungswerten, war es ratsam, die Konzentration der verschiedenen weißen Blutkörperchen und des sogenannten C-reaktiven Proteins auswendig zu wissen. Bei Patienten mit chronischen Erkrankungen der Lunge wusste man besser, wie sich die Röntgenbefunde in den vergangenen Tagen entwickelt hatten, bei Krebspatienten kam es auf den Stand der Behandlungszyklen an. Dauerte ihm das Blättern zu lange oder wusste ein Assistenzarzt nicht auf Anhieb die Antwort, konnte der Chef ausrasten.

Inzwischen waren wir vor dem Zimmer des serbischen Patienten angekommen. Eine Assistentin hatte bereits die Akte gezückt, ein anderer Assistenzarzt wollte gerade die Tür zum Zimmer aufmachen. Der Chef sagte: »Wir brauchen nur die andere Akte.« Er meinte die des Bettnachbarn, eines jungen deutschen Polizisten, der noch keine dreißig war, aber bereits eine Beinvenenthrombose erlitten hatte. Alle in unserer Visitengruppe schauten überrascht.

Im Krankenzimmer merkten wir dann, was der Chefarzt meinte. Er würdigte den serbischen Patienten keines Blicks, strafte ihn mit völliger Missachtung. Flehentlich schaute der Mann zu dem Kitteltross herüber, der sich diesmal offenbar nicht um ihn kümmern würde. Im Hinausgehen sagte der Chefarzt dann zu uns: »Das ist ja sowieso ein hoffnungsloser Fall, dieser nichtsnutzige Patient.«

Selten habe ich im Blick eines Arztes so viel Verachtung, so viel Abscheu gesehen. Ein paar Tage später wurde der Mann in ein anderes Krankenhaus verlegt. Wir waren selbst davon überrascht, wie schnell das ging, denn normalerweise mussten wir Assistenzärzte auf der jeweiligen Station uns um derartige Formalitäten kümmern. Es hieß nur, der Chef wollte das so, er habe diesen fürchterlichen Menschen nicht mehr sehen können.

Man will sich ja wohl fühlen

*Welche Voraussetzungen Ärzte und Pflegepersonal
für die Arbeit auf Privatstationen brauchen, was Bauunternehmer
und Gastwirte ins Krankenhaus treibt, und worauf es
beim Gesundwerden wirklich ankommt.*

Nach einem halben Jahr war die turnusmäßige Rochade unter uns Assistenzärzten dran. Manchmal blieb man auch ein Jahr lang auf der Station oder in der Ambulanz, für die man eingeteilt war, aber normalerweise war es üblich, im Rahmen der Facharztausbildung möglichst viele Abteilungen des

Hauses kennenzulernen. Man sah auf diese Weise die ganze Klinik und damit alle wichtigen Fachbereiche der inneren Medizin.

Eine Ausnahme gab es allerdings. Für die Privatstation des Chefs kamen nicht alle Assistenten in Frage. Kollege Kukkuck, wie wir ihn nannten, weil er mit eigentümlichem Singsang sprach, hatte seine Haarmähne zwar zum Zopf gebändigt, trug aber noch immer einen Fusselbart. Er würde nie zu den Auserwählten gehören, die auf die Privatstation kamen, aber das war ihm wohl auch ganz recht so. Der Chef hatte eine Vorliebe für blonde Kolleginnen mit Pferdeschwanz, Typ Herrenreiterin mit Perlenkette und streng nach hinten gekämmten Haaren. Dies entsprach zwar eher dem Klischee der Jurastudentin, aber auch die Medizinische Fakultät hatte solche Exemplare zu bieten.

Unter den männlichen Assistenten kamen hauptsächlich jene in Frage, die man sich auch in der betriebswirtschaftlichen Fakultät oder später als Mitglied eines FDP-Kreisverbands vorstellen konnte. Auf jeden Fall musste nach dem Willen des Chefarztes auf »seiner« Station alles noch korrekter und gepflegter zugehen. Das war ihm wichtig.

Auch die Schwestern sahen auffällig anders aus. Während auf den Stationen für Normalsterbliche, das heißt für die Mitglieder der gesetzlichen Krankenversicherung, erfahrenes, altbewährtes Pflegepersonal arbeitete, dem man seine langen Jahre im Dienst für die Patienten und die Klinik ansah, waren für die Privatstation andere Merkmale entscheidend. Es entspricht dem Klischee von Arztfilmen, aber die Schwestern auf dieser Privatstation wurden nun mal vor allem nach ästhetischen Kriterien ausgewählt. Sie hatten zumindest nach dem Geschmack des Leitenden Mediziners attraktiv zu sein. Es gab zwar offiziell keine Altersgrenze, doch älter als vierzig Jahre war keine der Schwestern auf Station. »Man will sich ja wohl fühlen«, sagte der Chefarzt immer. »Und das Auge hilft bei der Heilung schließlich mit.«

Dieses Motto schien auch für die Gestaltung der Privatstation zu gelten. Gerade erst waren die Zimmer wieder neu gestrichen worden, der Flur mit Pflanzen und Sitzecken aufgelockert. Dort standen nicht die schäbigen Hartplastikstühle, die sonst in der Klinik allgegenwärtig waren, sondern elegante Freischwinger, die einen Hauch kühler Eleganz verbreiteten. An den Wänden hingen Kunstdrucke – nicht die üblichen Poster von den Pharmafirmen mit den sattsam bekannten Motiven von Picasso, Miró, Matisse und Kandinsky, sondern echte Drucke von zeitgenössischen Künstlern, noch dazu edel gerahmt. Mehr als zwei Betten gab es selbstverständlich in keinem der Patientenzimmer, die meisten waren einzeln belegt. Man hatte nicht das Gefühl, in einem Krankenhaus zu sein. Personal und Räumlichkeiten erinnerten eher an ein Mittelklassehotel.

Entsprechend war auch die Klientel. Ein beruflich in Schwierigkeiten geratener Bauunternehmer, der sich wegen unklarer Beschwerden schon seit drei Wochen auf der Privatstation des Chefarztes einquartiert hatte, ließ sich zu den Mahlzeiten Spezereien von einem Feinkosthändler um die Ecke bringen. Das Klinikessen für die Privatpatienten war zwar sowieso um Klassen besser als das für die gesetzlich Versicherten, aber ihm war es noch nicht gut genug.

Mit der Zeit bekamen auch wir Ärzte, die wir nicht auf der Privatstation eingeteilt waren, mit, warum der Baulöwe es sich bei uns so häuslich eingerichtet hatte. Seine aus goldeneren Zeiten herübergerettete fürstlich dotierte Tagegeldversicherung zahlte ihm für jeden Tag in der Klinik eine stattliche Summe, zudem kam er hier endlich etwas zur Ruhe, und zu Hause wartete eh nur das Insolvenzverfahren.

Der Chefarzt wusste natürlich, dass dem Mann nichts fehlte – aber schließlich profitierten beide Seiten von dem Aufenthalt, und zudem musste man sich um den Bauunternehmer nicht groß kümmern. Ein paar Späße während der Visite, zwei-, dreimal in der Woche eine Blutabnahme – »wir sind ja schließlich im Krankenhaus«, sagte der Chefarzt dann immer augenzwinkernd. Das reichte.

Der Chef kümmerte sich hingebungsvoll um seine Station, besonders um die Bettenbelegung. Wenn zu viele Betten auf der Privatstation leer standen, griff er zum Telefonhörer und rief seine Schäfchen – das heißt die treuesten Patienten – an, ob sie sich nicht »routinemäßig durchchecken« lassen wollten, es sei doch mal wieder an der Zeit. Viele folgten dem Ruf des Chefarztes. Sie blieben dann lange, und der Professor kümmerte sich selbst darum, dass es ihnen an nichts mangelte. »Er hat ihn schon lange auf Station konserviert«, hieß es nur unter uns Assistenzärzten, wenn ein Kunde – von Patienten konnte man in diesen Fällen eigentlich kaum sprechen – besonders lange blieb.

Jetzt kam ein schwer übergewichtiger Gastwirt auf die Station, der ebenfalls eine üppige Tagegeldversicherung abgeschlossen hatte. Seine Kneipe lief nicht gut, und er hatte mit dem Chefarzt ausgehandelt, dass er mindestens vier Wochen in der Klinik bleiben würde, zur »überwachten Gewichtsreduktion«, wie es hieß. In dieser Zeit verdiente er ordentlich an der

Versicherung und konnte sich in Ruhe überlegen, wie er die marode Gastwirtschaft wieder in Schwung bringen konnte.

Ein paar Tage später mussten wir den Chef dringend sprechen. Unsere mit gewöhnlichen Patienten belegte Station war massiv überbelegt, wir hatten zwei Patienten, die am Morgen neu aufgenommen worden waren, auf den Gang schieben müssen. Es gab wirklich keinen Platz mehr in den Zimmern. Der eine Patient hatte Asthma, und seine Herzfunktion hatte sich jetzt akut verschlechtert, so dass er noch kurzatmiger war als sonst. Der andere hatte unklare Beschwerden, aber ihm ging es offensichtlich schlecht. Beide lagen auf dem Gang, beide keuchten schwer. Wenn ihre Angehörigen kamen, saßen sie auf den kippeligen Plastikstühlen, die wir aus dem Flur vor der Ambulanz ausgeliehen hatten. Schwestern liefen vorbei, Besuch für die anderen Patienten kam und ging. Es war unruhig, manchmal lärmend.

Wir sagten dem Chef, dass es so nicht weitergehen konnte. »Zum Gesundwerden braucht man keine Luxusumgebung«, sagte unser Klinikoberhaupt trocken. »Da reicht es, wenn man ein Bett unter dem Hintern hat und kompetente Ärzte in seiner Nähe weiß.«

Das Fest der Liebe
Wie wichtig es ist, Diabetikerschokolade zu erkennen,
was Blechbläser für Ohrwürmer auslösen können, und in welcher
Geschwindigkeit eine gut organisierte Visite zu schaffen ist.

Weihnachten nahte. Die Stationen der inneren Medizin, ja der ganzen Klinik wurden so gut es ging geräumt, das heißt, alle Patienten wurden entlassen, wenn sie nicht bereits den Kopf unter dem Arm trugen und es noch irgendwie medizinisch zu verantworten war. Manche wollten nicht so richtig nach Hause, weil sie dort nicht unbedingt sehr willkommen waren und nur als lästige Gäste geduldet wurden, die man an Weihnachten schlecht wegschicken konnte. Wer im Krankenhaus blieb, konnte hingegen sicher sein, dass ihm Mitgefühl und Mitleid des Personals gewiss waren. Schließlich mussten diese Patienten das Fest der Liebe ohne ihre Lieben verbringen.

Weil es den stationär gebundenen Patienten an nichts mangeln sollte, wurde ihnen fortan besondere Aufmerksamkeit gewidmet. Dazu gehörte auch, dass sie in den Genuss der Weihnachtsvisite kamen. Die älteren Assistenzärzte feixten, wann immer der Begriff fiel. Ich dachte mir nichts dabei, für mich war es das erste Mal. Auch die Schwestern waren amüsiert. »Weihnachtsvisite« schien ein magischer Begriff zu sein. Bei allen, die sie schon erlebt hatten, löste sie dieselbe Reaktion aus: kein andächtiger Ernst, kein besinnliches In-sich-gekehrt-Sein, sondern ein nur mit Mühe unterdrücktes Lachen.

Wenige Tage später wusste ich, was der Grund dafür war.

Es war der 23. Dezember, der Tag vor Heiligabend. Um 10 Uhr hatte sich der Chef auf unserer Station angesagt. Er kam zwar jede Woche einmal zur Visite vorbei, meistens am Donnerstag, aber an diesem Tag war alles anders. Strenger, geregelter, absurder. War die Chefvisite an normalen Tagen schon eine anonyme und gehetzte Massenabfertigung, so stellte die Weihnachtsvisite das übliche Ritual noch weit in den Schatten. Noch rasanter, noch hektischer, noch unpersönlicher ging es zu. Das war Krankenschau im Schnell-durchlauf. Man hätte hinterher die Patienten fragen sollen, ob sie die Menschenansammlung in weißen Kitteln in ihrem Zimmer überhaupt bemerkt hatten, so schnell war es wieder vorbei.

Wir – die Assistenzärzte, die für unsere Station zuständigen Oberärzte und die Schwestern – standen in Reih und Glied vor der großen Milchglastür, die automatisch aufging, wenn man sich ihr näherte. Von ferne hörten wir bereits ein paar schief scheppernde Blechbläser, die viel zu schnell »Stille Nacht« intonierten. (Allein wegen der vielen Ärzteorchester, Kinderärztestreichquartette und sonstiger musizierender Mediziner, die öffentlich auftreten, würde es sich lohnen, ein eigenes Ärztemusikhasser-Buch zu schreiben, aber das ist ein anderes Thema.) Obwohl die Musik bedrohlich anschwoll, dauerte es noch eine Viertelstunde, bis sich die Milchglasscheiben öffneten. Es war 10.08 Uhr.

Die Doppeltüren schwangen auf, und der Chef kam mit forschem Schritt und frisch gestärktem Kittel auf uns zu. Ein kurzer, fast militärischer Gruß in die Runde, dann nahm die Bescherung ihren Lauf.

»Wo fangen wir an?« wollte der Chef wissen. »Und, alles vorbereitet?« hakte er nach.

Inzwischen waren auch die drei älteren Stationsärzte schwitzend bei uns angekommen, die, mit Tuba, Posaune und Trompete bewaffnet, den Chefarzt durch die gesamte Klinik begleiten mussten. Sie waren außer Atem, teils von ihrem aufopferungsvollen Spiel, teils vom völlig unadventlichen Stechschritt des Chefs, der trotz seines fülligen Leibes über die Kondition eines Marathonläufers zu verfügen schien.

Dann ging es los. Die Schwestern und Helferinnen der Station hatten mittlerweile ebenfalls weihnachtlich aufgerüstet. Jedes Mitglied des Pflegepersonals nahm vor dem ersten Patientenzimmer einen bunten Adventspappteller in die Hand, der mit zwei Lebkuchen, zwei Plätzchen, normaler Schokolade oder Diabetikerschokolade und einer Apfelsine belegt war. Die Teller für die anderen Patienten, die ebenfalls die Feiertage auf der Station würden überwintern müssen, standen auf dem Blechwägelchen, auf dem normalerweise dieser rote Kliniks-Jugendherbergs-Evangelisches-Landschulheim-Tee durch die Krankenhausflure kutschiert wurde, der einen wohl das ganze Leben lang vom Kindergarten bis ins Altenheim verfolgen wird.

Dann wurde die Tür zum ersten Patientenzimmer für den Chef aufgerissen. Keilförmig wie eine Pyramide folgten wir in geordneter Formation dem Klinikoberhaupt. Die jüngste Assistentin machte die Vorstellungsrunde und klappte hektisch die erste Patientenakte auf. Sie war angehalten, sich diesmal noch kürzer zu fassen als sonst, und legte deshalb im Stakkato los. »Neunundsechzigjährige Diabetikerin mit Herzinsuffizienz und schwerer Varikose. Zustand nach Thromboembolie«, schoss es aus ihr heraus.

Der Chefarzt beugte sich ein wenig zu der Patientin hinunter, schüttelte ihr die Hand und fragte: »Wie geht's? Kommen Sie Weihnachten nach Hause? – Nein, nicht? Schade, aber das wird schon wieder.«

Eine der Schwestern stellte den Weihnachtsteller auf den Nachtschrank der Patientin, und weiter ging es zum nächsten Bett.

»Achtundfünfzigjährige Patientin mit Diabetes und chronischer Niereninsuffizienz. Akute Urämieneigung und Einleitung der Dialyse«, sagte die Assistentin mit monotoner Stimme.

Der Chef beugte sich hinunter: »Wie geht's? Kommen Sie Weihnachten nach Hause? – Nein? Schade, das wird schon wieder, keine Sorge.«

Teller auf den Nachtschrank, der nächste, bitte. »Zweiundsiebzigjährige Diabetikerin mit Asthma und Zustand nach Lungenentzündung.«

»Wie steht's? Geht's Weihnachten nach Hause? – Nicht? Das kriegen wir schon wieder hin.«

Plätzchen auf den Nachtschrank, weiter ging es.

Die Tür wurde geöffnet, die ganze Zeit plärrten Tuba, Posaune und Trompete mit ohrenbetäubendem Lärm »O du fröhliche« über den von der Parkettputzmaschine blankgewienerten Klinikflur. Irgendwo piepte ein Überwachungsmonitor. Wir hatten in der Pyramide, die dem Chef nachfolgte, mittlerweile wieder unsere Formation entsprechend der Klinikhierarchie angenommen, so dass wir – obwohl wir mit den Schwestern als letzte ins Zimmer gekommen waren – den Raum auch wieder als letzte verließen, hinter den Oberärzten und den Altassistenten.

Im nächsten Zimmer ging es so weiter. Ich dachte erst, ich hätte mich verhört. Ob Bronchialkarzinom, Gallenkolik oder schwerer Herzinfarkt, stets dasselbe: »Wie geht's? Kommen Sie Weihnachten nach Hause? – Nein, nicht? Schade, aber das wird schon wieder.«

Lungenembolie, Hirnschlag, Magengeschwür. Ein paar Tränen, die bange Frage einer Patientin, ob sie bald sterben müsse. Der Chef veränderte seinen Standardspruch kaum.

Nach der Hälfte der Zimmer hatte ich nur noch ein diffuses und gar nicht mehr weihnachtliches Hintergrundrauschen im Ohr. Ich hatte Sorge, einen akuten Tinnitus zu bekommen, der sich aus den blechernen Tönen von »Es ist ein Ros entsprungen«, »O du fröhliche« und »Wie geht's? Kommen Sie Weihnachten nach Hause? – Nein, nicht? Schade, aber das wird schon wieder« zusammensetzte.

Das Zeichen größter individueller Zuneigung brachten den Patienten während dieser hektischen Schnellabfertigung noch die Krankenschwestern entgegen. Sie schafften es immerhin, inmitten des weihnachtlichen Generalangriffs die Pappteller mit der Diabetikerschokolade und der normalen Schokolade nicht zu verwechseln und jedem der dreiundzwanzig noch auf Station verbliebenen Patienten die für seinen Blutzuckerspiegel angemessenen Süßigkeiten zuzuordnen.

Um 10.29 Uhr schwang die große Milchglastür unserer Station bereits wieder nach außen auf. Der Chefarzt bedankte sich für unsere Kooperation, wünschte »allerseits ein besinnliches Fest« und gab seiner Befriedigung darüber Ausdruck, »dass alles so reibungslos verlaufen ist«. Er hatte es immerhin geschafft, weniger als eine Minute mit jedem Patienten zu verbringen – inklusive der geschätzten dreißig Sekunden, die allein die Fallvorstellung durch die junge Assistenzärztin am Krankenbett benötigt hatte. Sein sonstiger Durchschnitt pro Patient lag bestimmt bei zwei Minuten. Wer wollte ihm einen Vorwurf daraus machen? Schließlich hatte der Chefarzt noch einiges vor heute, denn er wollte mit seiner musikalischen Begleitung auch allen anderen Stationen der Klinik seinen Besuch abstatten. Da konnte man sich mit Einzelschicksalen nicht zu lange aufhalten.

Familienmedizin

Was eine effiziente Zeitplanung in Beruf und Privatleben bewirkt, wodurch Chefärzte am stärksten gekränkt werden, wie Ärzte ihre eigene Familie qualitativ bereichern, und was man als junger, talentierter Arzt der Gesellschaft schuldig ist.

Es war zuviel. Der junge Arzt hatte die letzten sieben Jahre komplett seinem Beruf geopfert. Er hatte im Durchschnitt zehn bis zwölf Stunden am Tag auf der Station gearbeitet, viel Zeit am Abend und am Wochenende ging noch für die Forschung im Labor drauf, die Mittagspause sowieso. Und wenn er doch mal einen Abend zu Hause verbrachte, feilte er fast immer noch an einem Manuskript, das er demnächst bei einer Fachzeitschrift einreichen oder als Kongressvortrag halten wollte.

Auf diese Weise hatte er es in wenigen Jahren zu etwa dreißig Publikationen in verschiedenen Fachzeitschriften gebracht. Die Habilitationsschrift hatte er vor einem Dreivierteljahr eingereicht. Vor wenigen Wochen war sie von der Fakultät angenommen worden und das Verfahren mit der Lehrbefugnis abgeschlossen. Einer erfolgreichen akademischen Karriere stand nichts mehr im Wege. Fortan durfte er sich Privatdozent nennen und sich auf Professuren und andere Chefarztstellen bewerben.

Jetzt rebellierte jedoch die Familie. Die Frau drohte mit Scheidung, sie hatte ihm die ganzen Jahre über den Rücken freigehalten. Die beiden Kinder machten sich über den Vater und seine ungehaltenen Versprechungen nur noch lustig. Dabei sollte es eigentlich jetzt erst losgehen mit dem Erfolg, er wollte sich auf lukrative Posten bewerben – doch jetzt konnte er nicht mehr. Nachts bekam er Herzrasen und wachte auf, weil sich sein Puls nicht mehr beruhigte. Er litt an Schlafstörungen. Sein Magen und Darm spielten auch verrückt. An manchen Tagen in der Klinik ging er zehnmal auf die Toilette.

Er hatte selbst schon ernsthaft an Trennung gedacht. In der Klinik kursierte der Spruch, dass die erste Frau höchstens bis zur Habilitation reichen würde, dann seien die Reserven aufgebraucht und die Zeit reif für eine Jüngere – für die Habilitationsbraut, wie sie im Klinikjargon genannt wurde. Bei den meisten Kollegen traf das zu. Die Frau, die man noch im Studium kennengelernt hatte oder seit dem Beginn der Assistenzarztzeit kannte und geheiratet hatte, wollte nach sechs, sieben entbehrungsreichen Jahren nicht mehr länger hingehalten werden. Die Medizin ist eine eifersüchtige Geliebte.

Der junge Mediziner ging zum Chefarzt, er wollte es nicht länger aufschieben. Er hatte die Möglichkeit, in einer großen Gemeinschaftspraxis mitzuarbeiten. Keine anstrengenden Dienste mehr – weder nachts noch am Wochenende. Keine Forschung in der Mittagspause, an den Abenden, an den Wochenenden. Der Urlaub würde zukünftig unabhängig von Kongressreisen gebucht werden können. Es musste nicht immer die Anschlusswoche an die großen amerikanischen Tagungen sein, die nur noch in Atlanta, Orlando, New Orleans oder San Diego stattfinden konnten, weil andere Städte nicht die Hallen und Tagungsräume aufbringen konnten, um die zwanzig- oder dreißigtausend von der Pharmaindustrie eingeladenen Ärzte aus aller Welt unterzubringen, die dort zusammenkamen. Er wollte es seinem Chef endlich sagen. Er würde kündigen. Adieu Forschungskarriere und Universitätslaufbahn.

Der Chef reagierte aggressiv, verbittert, zynisch – wie eine ebenso enttäuschte wie eifersüchtige Geliebte. Er sagte, er sei persönlich getroffen und fühle sich hintergangen. »Ich bin traurig«, sagte er zu dem jungen Arzt, aber es klang gefühllos. »Wofür habe ich denn so viel in Sie investiert, wofür das alles?«

Er lachte verächtlich, als der junge Mediziner ihm mitteilte, dass es so nicht mehr weiterginge und er sich fortan mehr um die Familie kümmern wolle, sonst fliege ihm zu Hause alles um die Ohren.

»Auf Qualität kommt es an, nicht auf Quantität«, begann der zweimal geschiedene Chefarzt nun einen kurzen Vortrag über das Familienleben. »Man muss die Zeiteinheiten, die man mit der Familie hat, effizient nutzen. Effektives Zeitmanagement ist das Ziel – in der Klinik wie im Privatleben«, sagte er und fügte hinzu: »Und ich meine es so, wie ich es sage.«

Der junge Arzt ließ sich nicht umstimmen. Er schaute betreten auf den Boden, ihm war die Situation unangenehm, er fühlte sich mittlerweile fast ein bisschen schuldig und bekam ein schlechtes Gewissen. Der Chefarzt redete weiter, von größeren Zielen und von den Aufgaben, die viel wichtiger seien als die persönlichen Befindlichkeiten. »Bigger than life« sei manches, was man hier bewegen könne, sagte er. Außerdem solle er doch die Verantwortung sehen. Der Staat habe in ihn investiert, die Gesellschaft, die Universität und nicht zuletzt der Chefarzt selber, der ihn oft gefordert habe, ja, das gebe er zu, aber eben damit auch gefördert habe. Jetzt müsse er auch etwas davon zurückgeben.

Der Chef schien nur noch mit sich selbst zu reden bei

diesem Vortrag über die Hingabe an die Wissenschaft und die Medizin. Er war ganz woanders, jedenfalls nicht mehr bei seinem jüngeren Mitarbeiter und dessen Entscheidung. Der junge Arzt dachte an die sieben Jahre, die er in Klinik und Forschungslaboren verbracht hatte. An die vielen Abende, an denen er nicht mit den Kindern spielen und sie ins Bett bringen konnte, an denen er nichts mit seiner Frau unternehmen konnte und nichts mit Freunden.

Plötzlich wurde der Chefarzt laut und fragte scharf: »Hören Sie mir überhaupt noch zu?«

Der Arzt war irritiert und sagte nur: »Ja, ja, natürlich.«

Dann wurde der Blick des Professors verächtlich. »Raus hier. Kommen Sie mir nie wieder unter die Augen! Ich habe ja von Anfang an so ein Gefühl gehabt, dass Sie zu weich sind.«

5. Seelenlose Medizin

*Wofür die Zeit eines Chefarztes zu wertvoll ist, warum
der Tod für viele Mediziner eine Niederlage bedeutet, und
wie eine Patientin innerhalb der Station verlegt wird.*

Nicht einmal zwei Wochen lang ertrugen es die Ärzte und
Schwestern auf der Station. Dann hielten sie es nicht mehr
länger aus, dass die Patientin immer noch in einem normalen
Krankenzimmer lag. Sie wollten sie nicht permanent sehen,
jetzt nicht mehr. Schließlich würde sie sterben, das war mittlerweile allen klar. Alle Therapieversuche waren fehlgeschla-
gen. Die Herzfunktion der Patientin wurde fast stündlich
schlechter. Sie atmete nur noch unregelmäßig und schwer;
wenn sie Luft holte, ähnelte es eher Abschiedsseufzern als
Atemzügen. Ihre Blutwerte spielten völlig verrückt, die
Niere arbeitete kaum noch, und es war erstaunlich, dass die
einundachtzigjährige Dame bei den Giftstoffen, die in ihrem
Blut herumschwammen, überhaupt mehrere Stunden täglich
bei Bewusstsein sein konnte.

Besuch bekam sie so gut wie nie. Einmal, aber das war
schon drei Wochen her, war ein ehemaliger Nachbar da, der
brachte ihr Blumen und Konfekt mit, war dann aber doch zu
erschrocken darüber, wie schlecht es seiner Bekannten ging,
als dass er lange bleiben konnte. Er kam nicht wieder.

Verwandte hatte sie zwar noch, doch die einzige Tochter
lebte schon lange in England. Sie war vor vier Wochen einmal zu Besuch dagewesen, als ihre Mutter ins Krankenhaus

musste. Sie konnte nicht schon wieder kommen. Das ließen ihre Arbeit und ihre eigene Familie einfach nicht zu.

Jetzt musste das Zimmer der Patientin endlich geräumt werden. Es ging nicht, dass die Ärzte die Todkranke bei der täglichen Visite immer wieder sehen mussten und dass sie genauso behandelt wurde wie die anderen Patienten, die noch eine Chance hatten. Die Ärzte konnten ja nichts mehr für sie tun. Was sollte man da noch an ihrem Krankenbett besprechen? Was sollte gar der Chefarzt mit ihr machen, der einmal wöchentlich zur Visite kam. Das war eine Vergeudung seiner Kompetenzen und seiner teuren Arbeitszeit – zumindest rechnete er uns Stationsärzten das so vor. Außerdem mochte er keine sterbenden Patienten, er wollte sie auch nicht sehen und ständig um sich wissen. Er empfand es als störend, wenn er mit Kranken konfrontiert wurde, denen er nicht mehr helfen konnte. Heilen, lindern, helfen – das war sein Wahlspruch. Nicht: sterben lassen.

Schräg gegenüber von unserem Arztzimmer gab es einen schon lange nicht mehr genutzten Raum, eine Art Abstellkammer. Der Verbandwagen wurde manchmal darin geparkt. Zudem lagerten dort die Reservepackungen; Kartons mit Mullbinden, Kompressen und Spritzen. Auch Klopapierrollen lagen herum auf den alten Büromöbeln und Aktenschränken, die längst ausgemustert und aus den Arztzimmern verschwunden waren. Der Fußboden in diesem Raum bestand noch aus dem alten, zerschlissenen Linoleum, das es in den Patientenzimmern längst nicht mehr gab.

In der hinteren Ecke des Zimmers war wohl mal eine Dusche gewesen. Das Waschbecken war noch vorhanden. Im Fußboden war eine kleine Vertiefung mit einem gulliähnlichen Abfluss, dort wo sich die ehemalige Nasszelle befunden haben musste. Schwere, zerschlissene ockerfarbene Vorhänge hingen vor den Fenstern. Doch selbst wenn die Vorhänge weit geöffnet waren, wirkte dieser Raum finster und düster. Man ging nicht in das Zimmer, wenn man nicht unbedingt musste. Irgendwie war es darin immer staubig und kalt.

Das Zimmer Nummer acht wurde am nächsten Vormittag nach unserer Stationsvisite geräumt. Die Patientin wurde von den Schwestern mit ihrem Bett in den Abstellraum geschoben, die Krankenakte lag auf der Bettdecke an ihrem Fußende. Sie schaute verzweifelt, als sie über den Gang geschoben wurde. Aber vielleicht sah das auch nur so aus, weil sie in den letzten Tagen auf der Station oft die Augen verdreht hatte und man in ihren Gesichtsausdruck viel hineinlesen konnte.

Als die Tür zufiel, waren wir alle, Ärzte wie Pflegekräfte, auf gewisse Weise erleichtert. Diese Patientin war von jetzt an nicht mehr Teil unseres Berufsalltags, wir gingen nicht mehr zu ihr zur Visite, und wir standen nicht mehr ratlos an ihrem Bett herum und wussten nichts richtig zu sagen, sondern konnten uns endlich den anderen Patienten zuwenden, die wirklich noch von unserer Hilfe profitieren konnten.

Die Patientin bekam natürlich weiterhin ihr Essen, sie wurde auf die Bettpfanne gesetzt, aber auch die meisten Schwestern machten einen Bogen um die Abstellkammer mit der sterbenden Patientin. Nur eine Aushilfskrankenschwester aus Portugal, die zur Linderung des allgemeinen Pflegenotstands angeworben worden war, kümmerte sich regelmäßig um die alte Dame. Sie fütterte sie, so gut es ging, oder sie saß neben ihr auf der Bettkante.

Vier Tage nachdem wir sie über den Gang in die Kammer

hatten schieben lassen, war die Patientin tot. Am Tag darauf war wieder Chefvisite. Der Chef fragte: »Ist sie weg?«

Ja, jetzt war sie weg, endgültig.

Medizinischer Fortschritt

Wofür eine Patientin dankbar ist, wie lange Ärzte einen Patientenkontakt vermeiden können, und warum junge Ärzte gern zu hoffnungslosen Fällen geschickt werden.

Sie kam in die Ambulanz zur Nachkontrolle ihrer Krebserkrankung. Schlechte Nachrichten, denn sie hatte einen Rückfall. Nachdem sie drei, vier Jahre lang beschwerdefrei gewesen war, machte sich der Tumor jetzt wieder bemerkbar. Wegen dieses Rezidivs, wie ein Wiederaufflackern der Erkrankung medizinisch genannt wird, musste sie erneut behandelt werden. Das war nicht sehr erfreulich, aber trotzdem war die Patientin guter Dinge. Ihr gelang es dennoch, die kleinen Dinge im Leben zu genießen. Dazu gehörte, dass sie Stil hatte und eine feine Auffassungsgabe. Sie genoss es, wahrzunehmen, was in ihrer Umgebung geschah, wie die Leute sie behandelten und wie sie miteinander zurechtkamen.

Offenbar fühlte sie sich derzeit in der Klinik gut betreut, denn mitten im Gespräch sagte sie plötzlich: »Na, das ist ja immerhin schon ein großer Fortschritt.«

Der Arzt in der Ambulanz verstand nicht richtig, was sie meinte, und fragte nach.

»Ich werde hier immerhin regelmäßig nach meinem Befinden gefragt und ob ich irgendwelche Beschwerden habe oder mir sonst etwas fehlt«, sagte sie. »Das war vor vier Jahren nicht so. Ich bekam sechs Monate lang die Chemotherapie, und in dieser Zeit hat mich nur ein einziges Mal ein Arzt gefragt, wie es mir geht. Ständig wechselten die jungen Ärzte. Sie hängten einfach nur die Infusion an, und dann verließen sie wieder so schnell wie möglich mein Zimmer.«

Die Ärzte damals hatten die Patientin offenbar gemieden, obwohl sie so angenehm freundlich und zurückhaltend war. Es muss sich dabei um einen Negativrekord der besonderen Art handeln, denn während einer intensiven halbjährigen Chemotherapie lässt sich ein Patientenkontakt kaum vermeiden. Und wenigstens gelegentlich zu fragen, wie es den Patienten geht, gehört ja zu den Selbstverständlichkeiten ärztlichen Verhaltens.

Ich konnte mich allerdings auch an meinen ersten Nachtdienst erinnern. In dieser Nacht war ich für die ganze Abteilung mit mehreren Stationen zuständig. Irgendwann in der Nacht musste ich auf der Krebsstation eine Infusion auswechseln. Das war medizinisch nicht sehr anspruchsvoll, aber ich ging trotzdem voller Beklemmung in das Zimmer der Patientin, die ich nie zuvor gesehen hatte. Es roch nach scharfen Medikamenten, nach Vergänglichkeit, nach Tod. Ich hatte keine Angst vor der Frau, das nicht, aber ich kam mir unbewusst unterlegen vor. Nicht medizinisch, sondern menschlich.

Diese Frau lebte seit Jahren mit einer unheilbaren Krankheit. Sie wusste, dass sie bald sterben musste, und wenn sie es nicht wusste, fühlte sie es wahrscheinlich. Angesichts dieser existentiellen Wucht kam ich mir unerfahren und klein vor. Ich fühlte dieses Unbehagen, fühlte, dass ich hier irgendwie fehl am Platz war und zwar ein paar medizinische Handlangertätigkeiten vollbringen konnte, mehr aber auch nicht.

Ich fragte damals immerhin, wie es ihr ging, doch dann schlich ich mich schnell wieder aus dem Zimmer und war froh, als mich der Piepser zu einer anderen Aufgabe rief. Dabei hätte ich dieser Patientin wahrscheinlich durch meine bloße Anwesenheit helfen können, durch Zuhören oder Reden. Wenn die medizinischen Maßnahmen am Ende sind, ist die Fürsorge des Arztes besonders gefragt.

Wahrscheinlich kennen viele Mediziner diese Mischung aus Unbeholfenheit und Unbehagen, wenn sie mit Krebspatienten zu tun haben. Aus diesem Grund ist es ein Fehler, gerade Schwerkranke von jungen, nicht nur medizinisch, sondern auch in Lebensdingen unerfahrenen Medizinern betreuen zu lassen, wenn diese nicht geschult dafür sind und entsprechend vorbereitet. Manche Ärzte wollen ausdrücklich nicht mit »hoffnungslosen Fällen« belästigt werden. Sie sehen es als Niederlage an, wenn sie medizinisch nicht mehr helfen können und die Patienten bald sterben müssen.

Ermutigung

Was bei manchen Ärzten gute Laune auslöst, auch wenn es den Patienten gleichgültig ist, und was Mediziner tun, wenn sie nichts mehr tun können.

Die Patientin war krank, schwerkrank. Sie hatte Krebs, und der Tumor hatte sich in ihrem Bauch bereits ziemlich breitgemacht. Die Ärzte wollten jedoch noch klären, ob sich durch die Metastasen und Krebsabsiedlungen eventuell Verbindungen in ihrem Bauchraum gebildet hatten, die dort nicht hingehörten, sogenannte Fisteln. Dazu waren einige

Untersuchungen notwendig, darunter auch ein bildgebendes Verfahren wie die Computertomographie.

Die Untersuchung hatte vorgestern stattgefunden, jetzt war sie ausgewertet. Der Chefarzt kam bei der Visite freudig auf die Frau zu. »Gute Nachrichten«, sagte er. »Sie haben keine Fistel.« Er lachte, und er war munter, und man hätte den Eindruck haben können, dass er gerade einen Witz erzählt hatte.

Die Frau lachte nicht. Für sie war die Frage Fistel oder nicht nebensächlich, sie spürte, dass sie nicht mehr lange zu leben hatte. Sie spürte auch, dass dieser Arzt sie nie verstanden hatte und dass er sie bis zu ihrem Tod nicht verstehen würde.

»Es gibt Ärzte, die können es nicht ertragen, wenn sie nichts mehr tun können«, sagte eine Krankenschwester zu ihrer Kollegin, als sie das Krankenzimmer wieder verließen.

Drei Wochen später ist die Patientin gestorben.

Sie sind eine Risikoschwangere

Was eine Schwangere nicht wissen will, aber der Frauenarzt trotzdem nicht für sich behalten kann, wie damit einer werdenden Mutter Angst gemacht wird, und was für alle Beteiligten die beste Lösung ist.

Er war der Typ Fernseharzt, großgewachsen, breitschultrig, dunkle Haare und dichte Augenbrauen. Sie kam zu ihm, weil sie schwanger war und sich beraten lassen wollte. Sie hatte viel Gutes über ihn gehört – dass er nicht nur charmant sei, sondern auch ohne Umschweife und klar verständlich ansprechen würde, was seine Patientinnen interessierte.

In ihrer Familie waren einige Mitglieder an einem seltenen Leiden erkrankt, von dem man aber wusste, dass es nicht erblich war. Kaum hatte sie das erwähnt, ergriff der Mediziner sofort das Wort: »Sie sind eine Risikoschwangere – das wissen Sie, oder? Da sollten wir unbedingt punktieren und das Fruchtwasser untersuchen. So können wir genetische Schäden am besten ausschließen.«

Sie war das erste Mal schwanger, und das erst seit wenigen Wochen. Sie dachte nicht an eine Krankheit, sondern an das Baby, das sie erwartete und auf das sie sich freute. Es war ein Wunschkind. Zum Arzt war sie eigentlich nur gegangen, um sich beraten zu lassen. Sie wollte wissen, was jetzt wichtig für sie war, worauf sie achten sollte und was sie für sich und das Kind tun könnte. Doch dieser Mediziner sprach sofort von Risikoschwangerschaft und Punktieren, von genetischen Schäden und anderen Schreckensszenarien.

Er nahm dann auch ungefragt vorweg, welche Entscheidung als einzig mögliche nach einer Untersuchung in Frage kam, die noch nicht einmal geplant, überlegt, geschweige denn ausgeführt war: Natürlich ließe man ein Kind, das erkrankt sei, besser »wegmachen«, sagte er. Das würde er immer offen ansprechen, das sei für alle Beteiligten die beste Lösung.

Der letzte Kampf

Was ein Krebspatient kurz vor seinem Tod wirklich will,
worüber ein Arzt erleichtert ist, und wie ein Sterbender
in die Psychiatrie gerät.

Man konnte nicht mehr viel machen. Der dreiundfünfzig-
jährige Patient war »austherapiert«, wie es in der Mediziner-
sprache heißt; alle Behandlungsmöglichkeiten waren ausge-
schöpft, und jetzt ging nichts mehr. Nach der Operation
hatte sich der Krebs wieder ausgebreitet, er hatte Metastasen
gebildet. Das Gehirn konnte man nicht nochmals operieren,
dazu lag der Krebs jetzt zu sehr in der Mitte des Kopfes und
zu nah an lebenswichtigen Strukturen. Das Atemzentrum
und das Regulationszentrum für Herz und Kreislauf im
Bereich des Hirnstamms waren bedroht. Wurden sie von
dem wuchernden Tumor ergriffen, könnte der Patient ganz
plötzlich einen Atemstillstand bekommen und ohne äu-
ßerlich erkennbare Ursache ersticken, oder sein Herzschlag
würde plötzlich aussetzen, einfach so.

Der Krebs hatte den Mann erheblich geschwächt, auch
lebenswichtige innere Organe wie die Leber waren schon
von Krebsabsiedlungen durchsetzt. Die Ärzte hatten alles versucht, aber jetzt gab es keine weitere Chance für den Patienten. Bestrahlungen und Chemotherapie waren nicht mehr
möglich, Operationen auch nicht. Kein medizinischer Eingriff würde etwas an dem fortschreitenden Krankheitsverlauf
ändern können. Der Patient würde bald sterben. Es ging jetzt
hauptsächlich darum, ihm die letzten Wochen oder Monate
möglichst erträglich zu gestalten.

Seit drei Jahren litt der Mann nun schon an dem Hirntumor. Zwar war es ihm von Monat zu Monat schlechter gegangen, aber bisher hatten die Ärzte seine Beschwerden fast immer im Griff gehabt. Jetzt hatte der Patient unerträgliche Schmerzen. Er bekam Morphium, und das half auch eine Weile. Durch das starke Schmerz- und Betäubungsmittel wurde er aber auch schläfrig und war nicht mehr richtig ansprechbar. Wurde er wieder wach, kamen auch die Schmerzen zurück.

Der Mann hatte nur noch einen Wunsch, er wollte endlich sterben. Er war noch voll bei Verstand und Herr seiner Gedanken, wenn das Morphium nicht gerade seinen Geist vernebelte. Immer wieder sagte er den Pflegekräften, die zu ihm kamen, und den Ärzten während der Visite, dass er nicht mehr länger könne und wolle.

Der Stationsarzt wusste, dass dem Patienten medizinisch nicht mehr geholfen werden konnte. Er wusste, dass der Patient nur noch wenige Wochen zu leben hatte. Der Stationsarzt war aber auch überfordert. Er konnte mit den plötzlichen Gefühlsausbrüchen seines Patienten nicht umgehen, das hatte er nicht gelernt. Manchmal schrie der Mann, manchmal weinte er, manchmal flehte er die Ärzte an, ihn doch endlich sterben zu lassen. Oder ihm etwas zu geben, damit er sterben könne, er würde es auch selbst einnehmen, sie müssten ihm nichts spritzen. Einmal sagte er zu dem Arzt während der Visite: »Wenn ihr es nicht macht, bringe ich mich um.« Dann schlief er wieder ein, weil das Morphium zu wirken begann.

Sich umbringen – das war das Stichwort für den Arzt. Der Patient hatte gesprochen, mehrfach, alle hatten es gehört. Akute Suizidgefahr, das eröffnete einen Ausweg, den Patienten loszuwerden und seinen letzten, schwierigen Kampf nicht mit ansehen zu müssen. Der Stationsarzt überwies den Patienten in die Psychiatrie, die Ärzte dort hatten schließlich Erfahrungen mit Menschen, die sich töten wollten. Diese Form der Abschiebung war der verbreitete medizinische Handlungsreflex, wenn jemand damit drohte, sich umzubringen.

Der Patient wurde in die Psychiatrie verlegt, als er mal wieder unter Morphiumeinfluss stand und nichts mitbekam. Dort hatte er nichts zu suchen, dort war er definitiv fehl am Platz. Er kam auf die geschlossene Station und lag im Zimmer mit einem schwer schizophrenen Patienten, der immer wieder ans Bett fixiert werden musste. Seine Schmerzen wurden in der Psychiatrie nicht richtig behandelt, er schrie und weinte. Es dauerte noch ein paar Wochen, dann starb er.

6. Man muss auch an die Kosten denken

Impfschaden

Wieso eine Mutter fest davon überzeugt ist, ihr Kind impfen zu lassen, was Ärzte alles so messen können, und warum es nicht nur von Vorteil ist, privat versichert zu sein.

Die Mutter war in die Kinderarztpraxis gekommen und wollte ihren eineinhalbjährigen Sohn impfen lassen. Es ging um die zweite Impfung mit der Dreierkombination gegen Masern, Mumps und Röteln, die erste hatte er bereits vor ein paar Wochen erhalten. Die Familie war erst kürzlich in die Gegend gezogen, und so war die Mutter mit ihrem Kind zum ersten Mal in dieser Praxis.

Die Ärztin war gerade dabei, die Impfung vorzubereiten. »Wir wissen ja, dass diese Impfung wirklich nötig ist«, sagte die Mutter. Die Ärztin verstand nicht recht. Natürlich war die Impfung auch aus ihrer Sicht notwendig, wieso diese Bemerkung? Und wenn die Mutter es nicht für nötig hielt, wäre sie wohl kaum gekommen.

Um Masern effektiv zu verhindern, müssen mehr als 95 Prozent der Bevölkerung geimpft sein. In Deutschland sind weniger als 90 Prozent der Menschen gegen Masern, Mumps und Röteln geimpft. Die zweite, für einen vollständigen Schutz nötige Impfung nehmen sogar deutlich weniger Menschen wahr.

Dabei sind Masern nicht harmlos, sondern können sehr gefährlich werden. Lungen- und Mittelohrentzündungen sind häufige Komplikationen, die etwa jeder zwei- bis drei-hundertste Infizierte erleidet. Jeder fünfhundertste Erwach-sene mit Masern und jedes tausendste bis zweitausendste infizierte Kind erleidet jedoch eine Enzephalitis – eine Ent-zündung des Gehirns, die zur Hälfte mit bleibenden Schä-den einhergeht und in einem Drittel der Fälle sogar tödlich endet.

Die Masernimpfung ist hingegen harmlos und die einzige Möglichkeit zur Vorbeugung. Am besten wird im Alter von einem Jahr geimpft, die zweite Impfung folgt vier Wochen später. Auf fünf Millionen Impfungen kommt eine schwere Gehirnentzündung – das Risiko ist somit um den Faktor 1000 geringer als bei einer Masernerkrankung.

Diese Gedanken gingen der Ärztin durch den Kopf, aber sie wollte ja noch nachfragen, wie die Mutter zu der Er-kenntnis gelangt war, dass die Impfung notwendig für ihr Kind sei, und warum sie das extra betonte.

»Der Arzt hat das gemessen«, sagte die Mutter.

Die Ärztin staunte. »Was hat er gemessen?«

»Na, ob nach der ersten Impfung noch die zweite Imp-fung nötig war«, entgegnete die Mutter.

»Und was hat er dazu gemacht, Blut abgenommen?«

Die Mutter nickte.

Jetzt verstand die Ärztin langsam. Mutter und Kind waren privatversichert. Das hatte der Arzt an dem früheren Wohn-ort der Familie offenbar ausgenutzt. Denn wenn man sich als Eltern dafür entscheidet, sein Kind gegen Masern, Mumps und Röteln impfen zu lassen, lautet die Empfehlung, es im-mer zweimal zu impfen.

Der frühere Kinderarzt aber hatte zwischen den Impfungen dem Kind noch zusätzlich Blut abgenommen, wahrscheinlich um zu bestimmen, wie viele Antikörper gegen die Erreger der kleine Junge schon entwickelt hatte. Eine solche Messung des Antikörpertiters wird nirgends empfohlen, von keiner Fachgesellschaft oder sonstigen medizinischen Vereinigung angeraten, lässt sich aber gut abrechnen. Es war eine unsinnige Maßnahme, die noch dazu dem Kind weh tat – auch wenn es nur eine Blutentnahme war. Reine Geldmacherei auf Kosten der Patienten. Es war eben keineswegs immer von Vorteil, privatversichert zu sein.

Die Ärztin überlegte kurz, ob sie der Mutter sagen sollte, dass ihrem Kind völlig unnötigerweise Blut abgezapft worden war. Sie entschloss sich dagegen und gab dem Jungen die Spritze.

»Dann ist es ja gut, dass wir uns über die Impfung einig sind«, sagte sie nur und verabschiedete die junge Frau und ihr Kind.

Falsche Voraussetzungen

Warum es mal drei Wochen und mal vier Monate dauern kann, um ein und denselben Termin zu bekommen, was die Verwaltung befiehlt, wie sich das über die Notaufnahme umgehen lässt, und auf welche Patienten Ärzte überhaupt nicht angewiesen sind.

Es war nach meiner Zeit als Klinikarzt, und ich arbeitete bereits mehrere Jahre als Journalist, als ich in die Sprechstunde zu einem Neurologen in die Klinik wollte. Ich rief an, um einen Termin zu vereinbaren. In drei Wochen könne ich vorbeikommen, hieß es. Dann erklärte mir die Sekretärin, dass ich mich zunächst in der Privatambulanz anmelden sollte. Ich unterbrach sie, denn ich bin gesetzlich versichert. »Dann haben wir erst einen Termin in vier oder fünf Monaten«, sagte sie. »Das ist nicht zu ändern.«

Ich wusste zwar nicht, warum der Professor jetzt plötzlich Zeitnot haben sollte, aber die Sekretärin fühlte sich offenbar selbst unter Erklärungsdruck. »Wir müssen das machen«, sagte sie. »Das ist ein Befehl der Verwaltung. Wenn ein gesetzlich Versicherter zu uns kommt, muss er lange warten und unterschreiben, dass er die eventuellen Zusatzkosten durch die Privatbehandlung selbst übernimmt. Das ist Vorschrift, und ich kann es nicht ändern.«

Ich könnte allerdings auch als akuter Fall über die Notaufnahme kommen, sagte sie mir. Das würde immer funktionieren – dazu bräuchte ich allerdings viel Zeit und Geduld, denn dort würde man manchmal erst nach Stunden überhaupt wahrgenommen. Sie redete weiter und wollte mir erklären, was ich noch alles nicht wissen wollte.

Es ist zwar ein alter Hut, dass man als Privatpatient bei der Terminvergabe bevorzugt wird und als Mitglied der gesetzlichen Krankenversicherung manchmal erst in mehreren Monaten einen Termin bekommt, den ein Privatpatient noch am selben Tag erhalten würde. Dass diese Praxis aber schon so offen ausgesprochen und von der Verwaltung im Krankenhaus angeordnet wurde, verwunderte mich dann doch.

Die Verachtung für die Patienten allgemein und besonders für Patienten, die wenig einbringen, ist bei Ärzten unterschiedlich ausgeprägt. »Das ist doch wirklich keine Krankenkasse für Sie«, sagte mir ein Arzt, als ich ihm eines Tages meine AOK-Versichertenkarte entgegenstreckte. »Ein AOK-

Schwein, ts, ts«, sagte er hinterher tatsächlich noch und grinste. »Das sind ganz falsche Voraussetzungen. Sie müssen sich doch privatversichern.«

Diesen Rat habe ich nicht befolgt. Ich bin immer noch gesetzlich versichert, aus Prinzip, wenn auch schon länger nicht mehr bei der AOK. Zu diesem Arzt bin ich jedoch nicht mehr gegangen.

Eine Bekannte, die ebenfalls gesetzlich versichert ist, musste bei ihrem Arzt immer mindestens zwei Stunden warten, bis sie drankam. Sie beschwerte sich nicht, sondern sie harrte aus, nahm das als naturgegebene Konstante in dieser Praxis hin. Sie wechselte erst den Arzt, als er eines Tages zu ihr sagte: »Wissen Sie was: Auf Patienten wie Sie bin ich überhaupt nicht angewiesen.«

Viele Patienten trauen sich allerdings nicht, sich bei ihren Ärzten über ein noch so unverschämtes Verhalten zu beschweren. Sie haben Angst, dass dies Nachteile für sie haben könnte, dass sie der Arzt dann schlechter behandeln würde. Sie trauen sich auch nicht, über die Dinge zu reden, die sie wirklich beschäftigen, oder das zu fragen, was sie wirklich wollen.

Meine Mutter schafft es – wie viele ihrer Bekannten in der Generation der Siebzigjährigen – beispielsweise kaum, ihren Arzt darum zu bitten, ihr die Röntgenbilder auszuhändigen, die er von ihr gemacht hat. Jedesmal, wenn eine solche Frage ansteht, fragt sie mich vorher, was sie ihm denn sagen soll, wie sie das begründen könne. Sie braucht die Bilder meist, weil sie wegen eines anderen Problems zu einem anderen Arzt will und sich dafür nicht nochmals röntgen lassen möchte.

Sie hat zwar ein Anrecht darauf, ihre Bilder und auch die anderen Befunde im Original zu bekommen. Doch sie hält es für ein nahezu unmoralisches Ansinnen, den Arzt darauf anzusprechen. Sie hält es für einen Misstrauensvorschuss, das kann sie ihm nicht antun. Er könnte ja denken, sie wolle auf Dauer zu einem anderen Arzt wechseln. Er könnte ja denken, sie sei mit seiner Behandlung unzufrieden. Das darf er auf keinen Fall von ihr glauben.

Die Patienten wollen es schließlich so
Wozu ein wirklich gutes Medizinstudium doch gut ist,
wofür Patienten bereitwillig den Geldbeutel zücken, und
wie viele gut klingende Therapieformen es so gibt.

Im Studium war er noch darum bemüht, »wirklich gute Medizin« zu lernen, wie er immer sagte. Während wir anderen uns um die schönsten Baggerseen, die attraktivsten Urlaubsziele und die netteste Begleitung für das Nachtleben kümmerten, wusste er bereits, welcher Oberarzt in welcher Abteilung mit seiner Forschung wirklich vorne dran war. Er war trotzdem kein Streber, er wusste einfach nur gut Bescheid, ohne deshalb den Rest des Lebens zu vernachlässigen.

Gut, Ethik in der Medizin und Psychosomatik waren im Studium nicht seine bevorzugten Fächer gewesen. Er hielt das, wenn schon nicht für überflüssig, dann doch für überschätzt. Überrascht war ich trotzdem, als ich den ehemaligen Studienkollegen ein paar Jahre später wieder traf. Er hatte sich inzwischen in einer eigenen Praxis niedergelassen und schwärmte von den Wonnen der Selbständigkeit. Er war sein eigener Herr, konnte machen, was er wollte, die üblichen Sprüche halt.

Was er machte, hatte mit Medizin nur noch am Rande zu tun. Er war Allgemeinmediziner in einer Gegend, in der die vermeintlich Besserverstehenden wohnten. Die Menschen, die zu ihm kamen, waren offenbar froh, wenn der Doktor sie nach dem Motto behandelte: »Darf es ein bisschen mehr sein?« Denn zu seinen Angeboten gehörte auch ein umfangreicher Katalog medizinischer Dienstleistungen, die keine Krankenkasse bezahlen wollte. Nicht, dass damit den Patienten wichtige Therapien vorenthalten würden. Die Kasse zahlte einfach deshalb nicht, weil nicht bewiesen war, dass die entsprechenden Behandlungen auch etwas nutzten. In erster Linie entlasteten sie den Geldbeutel der Patienten und füllten die Praxiskasse.

»Bioresonanztherapie« hatte der Kollege beispielsweise in seinem Angebot. Eine Methode, die alle Schlüsselworte enthält, auf die vermeintlich aufgeklärte Menschen anspringen. Bio ist immer gut, Resonanz klingt auch irgendwie nach einer ausgeklügelten Technik, die dem wahren Kern der Beschwerden auf die Spur kommen und gleichzeitig das ganzheitliche Erleben der Patienten berücksichtigen könnte. Trotz zahlreicher Studien ist der erwiesene Nutzen der Methode jedoch gleich null.

Die anderen Angebote aus dem Bauchladen seiner Praxis waren genausowenig wissenschaftlich überprüft. Reine Geldmacherei. Ob es die Vitalpräparate waren, die er seinen Patienten für bis zu 300 Euro pro Packung anbot, oder die Mischungen aus populären Heilkräutern und Essenzen, die er in einem ausgegliederten Gesundheitszentrum selbst zu-sammenrühren ließ – für alle diese medizinischen Dienstleistungen fehlte der Beleg, dass sie kranken Menschen irgend etwas nutzten oder Gesunden dabei halfen, nicht krank zu werden.

Am schlimmsten war aber der sogenannte Anti-Aging-Check, den er anbot. Dazu ließ er eine Vielzahl überflüssiger Blutwerte untersuchen. Die Stoffe, die er bestimmen ließ, gibt es zwar im Blut jedes Menschen, sie klingen auch sehr wissenschaftlich und machen bei den Patienten großen Eindruck. Wer glaubt nicht sofort, dass die Bestimmung von Calcitonin, Homocystein und dem karzinoembryonalen Antigen von Bedeutung ist? Doch diese Werte zu messen wird von keiner Fachgesellschaft empfohlen oder unterstützt. Denn die meisten Stoffe können bei verschiedenen Lebensumständen und einer Vielzahl leichter wie schwerer Erkrankungen verändert – aber auch normal – sein; sie sind viel zu unspezifisch.

Ohne konkrete Beschwerden und den Verdacht auf eine Erkrankung und entsprechende Zusatzuntersuchungen sind diese Bestimmungen wertlos und unseriös. Sie können sogar gefährlich werden, wenn die Patienten sich nach einer derartigen Analyse Sorgen machen, schwer erkrankt zu sein.

Ob er keine Probleme habe, seinen Patienten solche Scharlatanerien anzutun, fragte ich ihn.

Er wisse schon, dass die meisten seiner Methoden einer wissenschaftlichen Überprüfung nicht standhalten würden, entgegnete er. Aber die Patienten wollten das eben so und hätten gute Erfahrungen mit seinen Methoden gemacht. Das müsse man respektieren, und es wäre doch falsch, Patienten etwas vorzuenthalten, das ihr Wohlbefinden steigert. Er stelle sich ganz in den Dienst der Leute, die zu ihm kommen, sagte er.

Als ich ihn das nächste Mal auf seine fragwürdigen Behandlungsmethoden ansprach, gab er mir nur wortlos eine Liste mit den Dienstleistungen, die er demnächst offerieren würde. Er hatte alles säuberlich aufgelistet und nach verschiedenen Kategorien unterteilt. Im Angebot waren allein acht Vorsorgeuntersuchungen, von denen medizinische Fachgesellschaften eher abrieten:

- Zusätzliche jährliche Gesundheitsuntersuchung (»Intervall-Check«),
- Ergänzungsuntersuchungen zu den Kinder-Früherkennungsuntersuchungen bis zum vierzehnten Lebensjahr (»Kinder-Intervall-Check«),
- fachbezogene Gesundheitsuntersuchung auf Wunsch des Patienten (»Facharzt-Check«),
- umfassende ambulante Vorsorgeuntersuchung (»General-Check«),
- Ultraschall Check-up der inneren Organe (»Sono-Check«),
- Lungenfunktionsprüfung (zum Beispiel im Rahmen eines »General-Checks«),
- Untersuchung zur Früherkennung des Prostatakarzinoms mittels Bestimmung des prostataspezifischen Antigens (PSA),
- Untersuchung zur Früherkennung von Schwachsichtigkeit und Schielen im Kleinkind- und Vorschulalter.

Für Patienten, die fit bleiben wollten, hatte er ebenfalls eine erhebliche Palette aufgeboten. Da waren die sportmedizinische Beratung, die sportmedizinische Vorsorgeuntersuchung, ein sportmedizinischer Fitnesstest und Eignungstests für Reisen und Tauchen oder zur Bestimmung der Flugtauglichkeit.

Auch in den medizinisch-kosmetischen Bereich hatte er sich gewagt, obwohl das überhaupt nicht seiner Ausbildung entsprach. Er bot jetzt eine Sonnenlicht- und Hauttypberatung an, Tests zur Prüfung der Verträglichkeit von Kosmetika, die Behandlung von Glatzenbildung bei Männern und die Korrektur störender Hautveränderungen wie etwa die Beseitigung von Besenreisern.

Sein Erfolgsmodell war aber offenbar das Schlagwort Umweltmedizin. So bot er eine umweltmedizinische Erst- und Folgeanamnese, eingehende umweltmedizinische Beratungen, eine umweltmedizinische Wohnraumbegehung und umweltmedizinische Schadstoffmessungen an, die zu einem umweltmedizinischen Biomonitoring führen konnten, das er mir auch noch nicht so gut erklären konnte. Natürlich testete er auf Metallallergien wie solche gegen Amalgam. Nach Erhebung dieser Daten erstellte er ein umweltmedizinisches Behandlungskonzept und fertigte entsprechende Gutachten an.

Für seelisch überlastete Patienten gab es abends ein Stressbewältigungstraining und diverse Entspannungsverfahren. Alternative Heilverfahren und Akupunktur hatte er sowieso im Angebot. Angeblich schwärmten seine Patientinnen besonders von der Bright-Light-Therapie bei saisonaler Depression und Schlafstörungen (nachdem er vorher ein Schlafprofil erstellt hatte). Die Männer trieb es hingegen eher zur isokinetischen Muskelfunktionsdiagnostik, das war etwas Handfestes.

Nach diesem Besuch sah ich ihn nicht wieder. Ich hörte nur von einem gemeinsamen Freund, dass es ihm finanziell sehr gutgehen soll.

Eine Frage der Prioritäten

Worauf es den Verantwortlichen in einer Klinik wirklich ankommt, nach welchen Kriterien sich eine Rangliste von Patienten erstellen lässt, und wie eine Station zu dem Namen »Arabergestüt« kommt.

Der Leitende Oberarzt, der unsere Station in der Klinik seit kurzem mitbetreute, war eine Idealbesetzung. Medizinisch genau, gewissenhaft und kompetent – trotzdem schien er immer ein offenes Ohr für die Patienten und ihre Angehörigen zu haben. Eines Tages musste er zu einer Sitzung, an der nur die leitenden Ärzte und Chefärzte teilnahmen.

Als er wiederkam, wirkte er sehr nachdenklich, geradezu betreten. Wir, die Assistenzärzte auf der Station, fragten ihn, was los sei. Er war zu einer internen Tagung mit dem Kaufmännischen Direktor und anderen Verwaltungsoberhäuptern der Klinik gerufen worden, erklärte er. Es ging um eine einzige Sache – die Hierarchie der Patienten.

Die Rangliste, die von den Verantwortlichen in der Klinik aufgestellt worden war, war eindeutig. An erster Stelle kamen die ausländischen Barzahler, das heißt reiche Geschäftsleute aus dem Nahen Osten oder den USA. Natürlich konnten die Patienten auch aus anderen Ländern kommen, aber die Scheichs und die Amerikaner machten nun mal den Großteil dieser Klientel aus. Ausländische Patienten waren überhaupt sehr beliebt, denn sie hatten oft Sonderkonditionen anzubieten.

Gerne genommen wurden auch deutsche Barzahler. Die gab es, das war eine Gruppe, die das Geld auf den Tisch legte und deshalb noch deutlich vor den Privatpatienten rangierte. Diese kamen an nächster Stelle, denn ohne Privatpatienten konnte die Klinik dichtmachen.

Wir konnten es kaum glauben, aber der Oberarzt zeigte uns die vertrauliche Liste mit der Hackordnung der Patienten. Fortan sollten die Ärzte stärker darauf achten, dass sie solche Patienten für die Klinik gewannen, schließlich waren sie es, die dem Krankenhaus Geld einbrachten und nicht diese aufwendigen Kassenpatienten. Um die solle man sich im übrigen nicht extra bemühen, die kämen von allein.

Dass diese interne Besprechung nicht nur den Sinn der leitenden Ärzte dafür schärfen sollte, wie die Klinik mehr Profit erwirtschaften konnte, sollten wir bald merken. Es gab zwar schon länger eine Privatstation, die sich in Ausstattung und Service erheblich von den Stationen für gewöhnliche Sterbliche unterschied. Jetzt wurde aber mit dem Umbau eines Krankenhausteils begonnen, in dem bisher eher die chronischen Patienten untergebracht waren. Der Trakt mit den zwei Stationen wurde komplett entkernt, dafür wurden größere Zimmer eingerichtet und der Boden mit feinsten Steinen ausgelegt. Als ein Jahr später die ersten Patienten aus dem Nahen Osten dort behandelt wurden, waren schnell verschiedene Namen für die neue Abteilung gefunden. Manche nannten sie »Arabergestüt«, andere sprachen vom »Dubai-Flügel«.

7. Ohne Rücksicht auf Risiken und Nebenwirkungen

Jäger und Sammler

Wie ein Oberarzt in kleinen Bergdörfern den großen Ruhm sucht, welche Folgen es für Patienten haben kann, an einem seltenen Syndrom zu leiden, und nach welchen Kriterien Therapieentscheidungen fallen können.

Er war hager, unsympathisch und hatte meistens Mundgeruch. Er war aber auch Oberarzt unserer Abteilung, und wenn der Chef nicht da war, vertrat er ihn, wovor es allen anderen Medizinern in der Klinik grauste. Sein Hobby war die Erforschung eines äußerst seltenen Syndroms, von dem weltweit bisher erst weniger als fünfzig Fälle beschrieben worden waren. Drei dieser Fälle hatte unser Oberarzt selbst ausfindig gemacht, und sein ganzes Trachten und Streben schien darin zu bestehen, noch ein paar weitere Fälle dieses exotischen Leidens zu entdecken und der Fachliteratur hinzuzufügen.

Bergregionen schienen eine Art natürliches Rückzugsgebiet für diverse Krankheiten zu sein. Ein Naturschutzgebiet für besondere oder wenigstens besonders ausgeprägte Leiden. Jeder Mediziner in Süddeutschland wusste, dass manche der Ortschaften im Gebirge über Jahrhunderte Inzucht betrieben hatten, so dass dort Kröpfe heranwuchsen, die nahezu Handballgröße erreichten. Offenbar hatten es aber auch in einigen entlegenen Weilern seltenere Syndrome zur Blüte gebracht, wie jenes, dem sich unser Oberarzt gewidmet hatte.

Diesen Schatz galt es zu heben, dachte sich unser Oberarzt und war entschlossen, den Ruhm einzuheimsen, der
durch ein paar weitere neubeschriebene Fälle – noch dazu
in einem engen Verwandtschaftsgeflecht unter den Bergdörf-
lern – lockte. Am Wochenende zog es den ruhmsüchtigen
Doktor ins Gebirge, um die Inzuchtfamilien aufzuspüren, die
für die Erforschung des seltenen Syndroms unentbehrlich
waren. Kam ein Patient mit einem Namen in die Ambulanz,
der auf seiner Suchliste stand oder bekanntermaßen in den
Dörfern häufiger vorkam, die von dem Leiden betroffen
waren, setzte er sich in sein Auto und machte am nächsten
freien Tag eine Ausflugstour ins gebirgige Umland.

Der Oberarzt hatte noch eine weitere Vision, von der
jeder in der Klinik wusste. Das seltene Syndrom war nämlich
bereits nach drei Ärzten benannt, die mehrere Fälle beschrieben hatten. Der Oberarzt träumte davon, dass dieses Syndrom einst auch nach ihm benannt wurde. Es war sein großes
Ziel, dass auch sein Name in den Medizinbüchern auf immer
verewigt würde – und dafür musste man Opfer bringen.

Dass es auch Menschenopfer waren, erfuhren wir in den
nächsten Wochen. Denn die Vorliebe für das seltene Leiden konnte man nicht mehr nur als freizeitintensive Marotte
abtun, mit der dieser Oberarzt ein paar Bauernfamilien in
den Bergen das Wochenende schwer machte. Seine Fixierung
hatte noch andere Folgen. Eine Ausprägung des seltenen
Syndroms betraf nämlich eine Veränderung an mehreren inneren Organen, und gelegentlich traten auch Krebsleiden
auf, die sich kaum von den gewöhnlichen Tumoren an den
verschiedenen Organen unterschieden. In der Mittagsbe-
sprechung, bei der die Fallberichte und Röntgenbilder der

Patienten vorgestellt wurden, sollten wir lernen, was das für die Patienten mit Krebs in unserer Abteilung bedeuten konnte.

Der Oberarzt war nach ein paar allgemeinen Bemerkungen jetzt zu den Fallvorstellungen gekommen. Der Chef war gerade nicht da. Nach ein paar Patientengeschichten, die keine außergewöhnlichen Kennzeichen aufwiesen, stellte er uns den Fall eines dreiundfünfzigjährigen Mannes vor, der mit Bauchschmerzen und einem unklaren Befund im Ultraschall bei uns gelandet war. Bis auf einen gelegentlichen Druck im Bauch hatte der Patient keine Beschwerden. Dann wurden jedoch die Aufnahmen der Computertomographie an die Wand projiziert. Man sah deutlich einen kleinen Tumor im Bauchraum, der zwar noch keine umliegenden Organe verdrängte, aber trotzdem schon eine Ausdehnung von vielleicht zwei mal zwei Zentimetern aufwies.

Was dann kam, konnte ich erst nicht verstehen, dann nicht glauben: Der Oberarzt redete von der guten Prognose des Patienten, auch wenn man nicht genau wissen könne, um welche Art Krebs es sich bei ihm handle. Als er zum Ende kam und seine Therapieempfehlung aussprach, sagte er, dass er den Patienten nicht sofort behandeln würde. Wie er schon gesagt habe, sei der Verlauf der Erkrankung ja ungewiss, die Heilungschance groß, und zudem gebe es auch einige seltene Fälle in der Fachliteratur, die sich spontan wieder zurückgebildet hätten, ohne dass eine Behandlung erforderlich gewesen wäre.

Ich verstand nicht recht und fragte deshalb meinen Sitznachbarn, einen erfahrenen Stationsarzt, der bereits seit zehn Jahren in der Klinik arbeitete.

»Man muss den Mann doch operieren«, sagte ich. »Der Krebs kann ihm doch sonst mächtige Probleme machen, wenn er nicht jetzt schon metastasiert ist.«

Mein Kollege lächelte maliziös. »Ja, das sollte man«, sagte er knapp. »Das wäre eigentlich nach allen Therapieschemata und nach allem, was man über diese Erkrankung weiß, das Richtige.«

»Und warum wird das dann nicht gemacht?« fragte ich irritiert weiter.

»Du kennst doch unseren Oberarzt«, sagte mein Kollege. »Wenn er den Patienten eine Weile unbehandelt lässt, kann er viel besser den Verlauf der Erkrankung untersuchen und beschreiben, und vielleicht hat der Patient ja sogar das seltene Syndrom.«

Ich wollte immer noch nicht verstehen.

Der Kollege wurde deutlich. »Der Fall lässt sich für eine spätere Publikation besser ausschlachten, wenn der Patient jetzt eine ganze Weile erst mal nicht behandelt wird.«

Wie ich ein paar Tage später erfuhr, bekam der Patient dann doch ziemlich schnell die notwendige Therapie. Die anderen erfahrenen Stationsärzte waren nach der Besprechung ebenfalls sehr irritiert über den Vorschlag, dem Kranken die Behandlung vorerst zu verweigern. Sie hatten den Chefarzt verständigt, und dieser hatte von seinem Kongressbesuch aus sofort die entsprechende Behandlung veranlasst.

Nutzlose Therapie

Wie sich der Abstand zwischen zwei Chemotherapiezyklen ausdehnen kann, was medizinisch alles nicht bewiesen ist, welche Chancen eine Krebspatientin hat, und warum man letztlich doch nicht alle Medikamente in den Ausguss kippt.

Es war in der inneren Medizin, Abteilung Onkologie – also Krebsmedizin. Die Ambulanz war voll, und als nächste kam eine dreiundsechzigjährige Patientin dran, die an Brustkrebs erkrankt war. Der Tumor war bereits einigermaßen fortgeschritten. Es ging ihr trotzdem leidlich gut. Sie stellte sich vor und berichtete davon, dass sie derzeit kaum Beschwerden habe. Jetzt sei jedoch der nächste Zyklus der Chemotherapie dran.

Der Blick in ihre Krankenakte offenbarte, dass der letzte Zyklus der Chemotherapie neun Monate zurücklag. Normalerweise beträgt der Abstand zwischen den einzelnen Therapiezyklen drei oder vier Wochen. Es gibt wissenschaftliche Beweise dafür, dass dieser Abstand für den Behandlungserfolg sehr günstig ist und den Patienten die größten Überlebenschancen bietet.

Der Arzt, der in der Ambulanz eingeteilt war, beschloss, den Kollegen, der die Patientin zuletzt betreut hatte, danach zu fragen, warum sie erst jetzt wiederkäme. Vorher wollte er nicht einfach mit der Chemotherapie beginnen. Der Kollege war ein lethargischer Mediziner, der sich um fast alles in der Klinik drückte, was ihm übertragen wurde, und immer den Eindruck vermittelte, dass ihm seine Mitarbeiter und Kollegen ebenso egal seien wie die Patienten.

Doch hier ging es um eine wichtige Entscheidung. Eine

Chemotherapie ist kein Zuckerschlecken. Den Patienten werden über einen Tropf aggressive Zellgifte in die Venen geleitet. Übelkeit, Erbrechen, Abgeschlagenheit und Haarausfall sind häufige Nebenwirkungen. Mehr als die Hälfte aller Patienten bekommt von der Behandlung eine lästige und schmerzhafte Entzündung der Mundschleimhaut. Andere Patienten wiederum vertragen die Therapie nicht, manche bekommen Ausschläge an Händen und Füßen oder Atemnot. Geschwächt werden sie durch die Chemotherapie alle.

Diese Therapie leitet man nicht mal so nebenbei als eine Art Versuchsballon ein, nach dem Motto: Mal schauen, vielleicht wirkt es ja. Wenn erst nach so langer Zeit der nächste Chemotherapiezyklus angesetzt wurde, war das zumindest medizinisch äußerst fragwürdig, denn bestenfalls handelte es sich dabei um einen völlig ungesicherten Therapieansatz. Wenn nicht um sträfliche Nachlässigkeit.

Der Ambulanzarzt verließ kurz das Zimmer, in dem die Patientin wartete, und suchte den Kollegen auf. »Es gibt keinen Beleg dafür, dass es etwas bringt, wenn wir ihr jetzt den nächsten Zyklus Chemotherapie verpassen«, sagte der Arzt aus der Ambulanz und erwartete eine Begründung von seinem Kollegen, eine Stellungnahme oder wenigstens, dass er eine aktuelle Studie zitieren würde, die zumindest geringe Hinweise darauf brachte, dass die Patientin trotz der langen Pause einen Nutzen davon haben würde.

»Es gibt auch keinen Beleg dafür, dass es nichts bringt«, war statt dessen seine matte Entgegnung.

Mit dieser Aussage hatte er zwar recht. Aber es ist unzweifelhaft bewiesen, dass der Nutzen einer Chemotherapie dann am größten ist, wenn der Abstand zwischen den einzelnen

Zyklen nur wenige Wochen beträgt. Und wenn man in der Medizin alles machen würde, wofür es ebenfalls keinen Beleg gibt, dass es wirkt, könnte man auch alle Medikamente in den Ausguss kippen und die Chemotherapie direkt ins Abwasser leiten. Wer weiß, vielleicht gibt es dann ja ungeahnte Wechselwirkungen, von denen die Patienten profitieren.

Jedenfalls würde diese Patientin an diesem Tag keine Chemotherapie bekommen. Sie sollte nicht den Strapazen einer Behandlung ausgesetzt werden, wenn es nicht einmal den Deut einer Chance gab, dass sie irgend etwas davon haben würde. Der Ambulanzarzt sagte zu der Patientin, dass noch etwas Zeit bliebe, ihre weitere Therapie genau zu planen und zu überdenken, denn leider hätte die Klinikapotheke die Medikamente gerade nicht vorrätig – ein Lieferengpass. Eine Notlüge.

Die Gleichgültigkeit mancher Ärzte ist erschreckend. Sie sind abgestumpft für das Leiden der Patienten, abgestumpft für die Bedürfnisse der Menschen, die sie betreuen. Darüber vergessen sie manchmal, dass viele Krankheiten zwar vom Schicksal gegeben sind, sich aber dennoch beeinflussen lassen und dass Leiden vermindert werden kann. Und manchmal liegt es, wie in diesem Fall, in der Hand der Ärzte, zusätzliches und unnötiges Leid zu verhindern.

Vollständige Aufklärung

*Was für einen Unterschied es machen kann, welcher Arzt gerade
Dienst in der Ambulanz hat, wie mit der Schwere der
Nebenwirkungen einer Therapie keineswegs deutlich höhere
Heilungschancen erkauft werden, und warum eine Patientin nach
dem Aufklärungsgespräch auch nicht schlauer ist als zuvor.*

Die achtundsechzigjährige Dame wirkte deutlich jünger, als
es in ihrem Krankenblatt stand. Sie sah eher aus wie sechzig, doch sie hatte Brustkrebs im fortgeschrittenen Stadium.
Der Tumor hatte bereits einige Lymphknoten in der Achsel
befallen – kein gutes Zeichen, denn dann hat sich der Krebs
in den meisten Fällen bereits gefährlich ausgebreitet. In der
Ambulanz hatte sich die Patientin erst vor wenigen Wochen
bei einem Arzt vorgestellt, der mit ihr die verschiedenen
Behandlungsmöglichkeiten in ihrem Krankheitsstadium be-
sprochen hatte.

Jetzt wurde der Fall in der »Klinischen Konferenz« erörtert, das ist die Vorstellungsrunde, die es einmal in der Woche
im Krankenhaus gab. Der Ambulanzarzt schilderte in knap-
pen Worten das Krankheitsbild der Patientin. Als er auf die
gegenwärtige Therapie zu sprechen kam, wunderte sich der
Oberarzt, der viele Patientinnen mit Brustkrebs betreute. Die
Frau wurde mit einer ziemlich belastenden Chemotherapie
behandelt, die aus sechs Zyklen bestand. Alle drei Wochen
bekam sie eine Dreierkombination Zytostatika, das sind hef-
tige Zellgifte, die nicht nur dem Krebs den Garaus machen
und die entarteten Zellen abtöten sollen, sondern die auch
andere Zellen im Körper angreifen – besonders die Zellen
an den Haarwurzeln, die Schleimhäute und Hautzellen.

Achtzehn Wochen, mehr als vier Monate lang, würde das so gehen. Danach würde die Patientin noch mit einem speziellen Hormon behandelt werden, das bei Brustkrebs hilft. Diese Behandlung würde auch nach den sechs Zyklen Chemotherapie weitergeführt werden.

Der Oberarzt fragte nach, wie es zu dieser Therapieentscheidung gekommen war, denn man hätte der Frau statt dessen auch nur die Hormonbehandlung zukommen lassen können, ohne die Zytostatika. Diese Therapie ging mit deutlich weniger Nebenwirkungen einher und hätte der Frau ebenfalls gute Heilungsaussichten beschert. Aus der Fachliteratur ist bekannt, dass der Unterschied im »Benefit«, im Mehrnutzen, den die Patienten von dieser Behandlung im Vergleich zur Hormontherapie allein haben, statistisch nur zwei Prozentpunkte betrug. Das heißt übersetzt in konkrete Prognoseaussichten: Wenn Frauen mit Brustkrebs in dieser Konstellation nur mit Hormonen behandelt werden, überleben etwa 70 Prozent die ersten fünf Jahre. Werden sie mit Hormonen plus der Chemotherapie behandelt, überleben ungefähr 72 Prozent.

Deshalb also fragte der Oberarzt, ob der Kollege die Patientin wirklich darüber aufgeklärt hatte, dass ihre zusätzliche Chance durch die ungleich belastendere Therapie nur um etwa 2 Prozent steigen würde, die Behandlung aber höchstwahrscheinlich mit vergleichsweise schweren Nebenwirkungen einhergehe. Es gibt Patienten, die sich auch nach einer entsprechenden Aufklärung für die nebenwirkungsreichere Behandlung entscheiden, weil ihnen eine um zwei Prozentpunkte größere Überlebenschance die zusätzliche Tortur wert ist. Das müssen Ärzte selbstverständlich respektieren.

»Natürlich weiß die Patientin das«, herrschte der Mediziner aus der Ambulanz den Oberarzt an. »Und sie will es trotzdem.«

Wenige Wochen später kam die Patientin zum Kontrolltermin und sprach mit dem Oberarzt. Der nächste Chemotherapiezyklus sollte bald beginnen. Sie war jetzt schon sehr müde. Sie war kurzatmig und sah sehr schlecht aus. Sie trug eine Perücke, denn sie hatte keine Haare mehr. Der Oberarzt fragte sie, wie es ihr ginge. Vorsichtig wollte er sich erkundigen, ob sie wusste, warum bei ihr ausgerechnet diese Therapie ausgewählt worden war und welche Chancen sich ihr dadurch boten.

»Ja, ich werde dadurch höchstwahrscheinlich geheilt«, sagte sie und strahlte den Oberarzt mühsam an.

Drecksarbeit
Warum ein Hausarzt wütend wird, woran sich Patienten erinnern, die mit einer furchtbaren Diagnose konfrontiert werden, und wie Ärzte, die guten Glaubens sind, noch bessere Gesprächspartner sein könnten.

Das Telefon im Stationszimmer klingelte, am Apparat war der Hausarzt einer Patientin, die wir vor kurzem entlassen hatten. Er war aufgebracht, geradezu erbost.

»Warum haben Sie der Frau nicht reinen Wein eingeschenkt?« wollte er wissen. Er schrie fast, so erregt war er. »Sie müssen der Frau doch sagen, dass sie an einem Leberzellkrebs erkrankt ist und dass die Prognose bei diesem Tumor nicht sehr gut ist – oder waren Sie dazu zu feige?«

Ich war sprachlos. Ich erinnerte mich gut an die Patientin, eine Frau von sechsundfünfzig Jahren, die wir vor etwa zwei Wochen entlassen hatten. Zusammen mit dem Oberarzt, der unsere Station betreut, hatte ich der Patientin die unangenehme Diagnose übermittelt. Als sie das Wort »Krebs« hörte, schien sie in eine andere Welt abzutauchen. Ihr Blick wurde glasig, sie musste sich setzen, und für den Rest des Gesprächs sah es so aus, als starrte sie durch uns hindurch.

Wir hatten ihr noch in aller Ruhe erklärt, dass wir nicht genau wüssten, nicht wissen konnten, wie sich der Krebs weiterentwickeln würde. Manchmal kämen die Tumore aus unerklärlichen Gründen plötzlich zum Stillstand. In anderen Fällen ginge es aber auch sehr rasch. Wir vermieden es, Patienten zu sagen, wie lange sie noch zu leben hätten. Das kann kein Arzt exakt voraussehen, denn auch wenn es statistische Anhaltspunkte dafür gibt, wie lange bei welcher Krankheit die Patienten durchschnittlich überleben, so gibt es doch auch immer wieder überraschende Verläufe und Wendungen.

Ruhig und behutsam hatten wir der Patientin ihre Diagnose mitgeteilt. Wir waren nicht in Eile, wollten sie und uns nicht mit weiteren Entscheidungen unter Druck setzen. Wir wussten, sie musste den schweren Schlag erst einmal verkraften. Um so überraschender war jetzt der Anruf des Hausarztes.

Die Patientin wisse von nichts, sagte er, sie habe das Gefühl, dass sie nur an einer leichten Gelbsucht leide – das war ja auch der Grund, weswegen sie damals bei uns in der Klinik stationär aufgenommen wurde. Der Hausarzt beschimpfte uns als unverantwortlich und feige, denn er müsse jetzt – wie er es nannte – die Drecksarbeit übernehmen und die Patientin über ihr wahres Schicksal aufklären.

Ich war verstört, überlegte, ob ich mich falsch an das Gespräch mit der Patientin erinnerte und wir vielleicht nur in allzu vagen Worten umschrieben hatten, wie es um die Frau stand. Ich fragte den Oberarzt. Er hatte auch in Erinnerung, dass wir klar und deutlich gesagt hätten, dass es sich um einen Leberzellkrebs handelte. Von einem Tumor in der Leber hätten wir zudem auch gesprochen, die Begriffe »mögliche Metastasen« und »unklare Prognose« seien ebenfalls gefallen.

Trotzdem waren wir es, die nicht richtig mit der Patientin gesprochen hatten. Verschiedene Umfragen und Untersuchungen haben ergeben, dass Patienten nur etwa 10 Prozent von einem Gespräch mit dem Arzt mitbekommen, wenn ihnen eine so dramatische Diagnose wie Krebs vermittelt wird. Sie hören nur dieses eine, fürchterliche Schicksalswort und verstehen den Rest der Unterhaltung nicht mehr. Sie sind dann abgetaucht, nicht mehr bei der Sache – beziehungsweise nur noch bei dieser einen Sache oder ganz schnell bei etwas anderem. Hinterher kommt es häufig vor, dass sie die Diagnose eine Weile verdrängen und sich wirklich nicht mehr an den Inhalt eines Gesprächs erinnern. Das hat nichts mit bösem Willen zu tun, sondern ist vielmehr ein Schutzmechanismus angesichts der Wucht der Diagnose.

Was wir hätten tun können und sollen: Der Patientin nach dem ersten Schock Zeit lassen, viel mehr Zeit als die zwanzig Minuten, die wir uns statt der sonst üblichen fünf oder zehn Minuten genommen hatten. Wir hätten sie nicht gleich mit der möglichen Prognose und den unterschiedlichen Verlaufsformen konfrontieren sollen, sondern nur über diese Themen sprechen, wenn sie selbst danach gefragt hätte. Wir hätten nochmals auf sie zugehen sollen, aber erst später, wenn sich die Diagnose etwas gesetzt hatte. Ihr nicht ständig das Thema Krebs aufdrängen, aber ihr trotzdem vermitteln, dass sie eine sehr schwere Krankheit hatte, dass es aber auch Möglichkeiten gab, ihr Leiden zu behandeln und ihre Beschwerden zu lindern.

Der Hausarzt war noch immer am Apparat und wütete: »So könnt ihr mit den Leuten nicht umgehen!«

Fehler gibt's hier nicht, basta

Welche Unterschiede es unter Operateuren gibt, was ein Leitender Oberarzt kategorisch ausschließt, und wie man mit ihm reden muss, damit er schließlich doch wieder in die Klinik kommt.

Schön konnte er nicht gerade operieren. Aber er war Leitender Oberarzt und als solcher keinen Widerspruch von Untergebenen gewöhnt. Die neunundvierzigjährige Frau auf dem OP-Tisch hatte mehrere gutartige Wucherungen im Bauchraum. Das war an sich nicht weiter bedrohlich, aber diese Tumore drückten auf benachbarte Organe und mussten deshalb entfernt werden. Der Operationssitus, wie das offene Operationsgebiet genannt wird, war bei dem Leitenden Oberarzt nicht sehr übersichtlich.

Es gab Chirurgen, die übersichtlich operierten, sauber und geradezu ästhetisch. Bei anderen sah das Operationsgebiet hingegen aus wie ein Schlachtfeld. Der Leitende Oberarzt gehörte zu letzteren. Er war zudem dafür bekannt, dass es nach Eingriffen, die er vorgenommen hatte, vermehrt zu

Komplikationen kam. Die Wundinfektionsrate beispielsweise war bei ihm höher als bei anderen Operateuren.

Der Eingriff bei dieser Patientin war offenbar gut verlaufen. Sie hatte Glück gehabt. Es hatte keine größeren Komplikationen gegeben, und die Assistenzärzte nähten den Bauch bereits wieder zu.

Die Patientin kam auf die Überwachungsstation, doch nachdem die Narkose nachgelassen hatte, ging es ihr gar nicht gut. Schwäche, Übelkeit, manchmal Schüttelfrost kommen häufig kurz nach einer größeren Operation vor. Die Patientin war aber schlimmer dran. Sie war blass und kaltschweißig, ihr Puls raste, und der Blutdruck war ziemlich im Keller. Mittlerweile ging es auf Mitternacht zu, eine Assistenzärztin im vierten Ausbildungsjahr hatte Nachtdienst. Sie merkte, dass sich der Zustand der Patientin wieder verschlechterte, und das hatte definitiv nichts mit den Folgen der Narkose zu tun.

Die Ärztin untersuchte die Patientin und hatte ziemlich schnell den Verdacht, dass sie irgendwo im Operationsgebiet bluten musste. Sie zog noch den Anästhesisten hinzu, der gerade Nachtdienst hatte, denn Anästhesisten sind fast immer auch ausgebildete Notärzte. Der Kollege bestätigte ihre Diagnose und mahnte zur Eile. »Die Patientin muss dringend operiert werden«, sagte er. »Sie verliert Blut und zeigt alle Zeichen eines Kreislaufschocks.«

Die Assistenzärztin rief den Leitenden Oberarzt an, der die Patientin operiert hatte. Es war mittlerweile 0.30 Uhr, und der Mediziner musste gerade ins Bett gegangen sein. Sie schilderte ihm, dass es seiner Patientin deutlich schlechter ginge, beschrieb die Symptome und dass sie vermutlich im Operationsgebiet blutete, er solle doch dringend kommen.

»Ich bin Leitender Arzt«, schrie er am Telefon die Assistentin an. »Bei einem Leitenden Arzt kommt es nach Operationen nicht zu Blutungen, basta.«

Die Assistenzärztin war baff. Der Narkosearzt, der neben
dem Telefon stand, nahm den Hörer und wurde energisch:
»Wir müssen wieder aufmachen. Die Frau verblutet. Wenn
Sie nicht sofort reinkommen, müssen wir sie in die Chirurgie verlegen, damit sie dort operiert wird.«

Das war offenbar Warnung genug. Die Drohung, die Patientin in die Chirurgie zu bringen, reichte. Denn dann würde
sich natürlich sofort herumsprechen, wer diese Operation gemacht hatte, aber in der Nacht zu bequem war, um sich um die
in akuter Lebensgefahr schwebende Patientin zu kümmern.

Der Leitende Oberarzt kam in die Klinik, die Anästhesie
war bereits vorbereitet. Sie hatte fast zwei Liter Blut verloren
und war schon nicht mehr ganz bei Bewusstsein, als die
Narkose eingeleitet wurde. Es ging alles glatt. Die Patientin
überlebte.

Als sie wenige Wochen später entlassen wurde, bedankte
sie sich besonders überschwenglich bei dem Leitenden
Oberarzt, der sie ja »so hervorragend operiert hatte«.

Man kann ja nie wissen

Wie eine Frau immer unsicherer wird, weil alle Ärzte auf
Nummer sicher gehen wollen, warum sie ihr Leben akut bedroht
sieht, und wie sie schließlich herausbekommt, woran sie leidet.

Es sah aus wie ein blauer Fleck, allerdings war er etwas röt-
lich und lila verfärbt. Wahrscheinlich hatte sie sich irgendwo

gestoßen, ohne es zu bemerken. Die sechsundvierzigjährige Verlagsmitarbeiterin kümmerte sich zunächst gar nicht um die leichte Verfärbung an ihrem rechten Unterschenkel. Erst als die Stelle größer und größer wurde, sich dann ganz lila verfärbte und auch nach ein paar Tagen nicht verblasste, machte sie sich Sorgen.

Sie ging zum Internisten, doch der wusste den mittlerweile fast handtellergroßen Fleck nicht richtig zu deuten. »Wahrscheinlich ist das harmlos«, sagte er. Und dann kam der Satz, der jeden Patienten elektrisiert: »Aber man kann ja nie wissen.«

Um auf Nummer sicher zu gehen, wie er sich ausdrückte, schlug er der dreifachen Mutter eine Probeentnahme vor, um das Gewebe an der ominösen Stelle genauer untersuchen zu lassen.

Wenn Ärzte sagen, dass sie auf Nummer sicher gehen wollen, bedeutet das meistens, dass sie die Patienten verunsichern. Die Ergebnisse würden ein, zwei Wochen auf sich warten lassen, sagte der Internist. Das ist offenbar immer so, wenn es um Sicherheit geht. Das dauert.

Auch einen Besuch beim Hautarzt empfahl der Mediziner. Schließlich gebe es manche sogenannte Systemerkrankung, die zwar an den inneren Organen auftritt, sich aber zuerst beiläufig an der Haut äußert. Das sagte er, als sie gerade wieder gehen wollte.

Das reichte. Die Frau war massiv verunsichert. Sie weinte ein bisschen. Und sie hatte Angst. Die Angst steigerte sich nach dem Besuch beim Hautarzt noch weiter. Denn auch der wusste nicht, welche Ursache der ominöse Fleck am Bein der Patientin haben könnte. Man müsse eben erst die

Gewebeuntersuchung abwarten, sagte er. So schlau war sie vorher schon gewesen.

In ihrer Not suchte die Frau einen weiteren Internisten auf. »In seltenen Fällen kann so etwas auch auf einen Lupus erythematodes oder eine Sklerodermie hindeuten«, sagte dieser Mediziner mit Blick auf den Fleck und machte dann eine bedeutungsschwere Pause. Sie schaute ungläubig, als sie die zungenbrecherischen Namen für ihre möglichen Diagnosen hörte, fragte aber nicht weiter nach.

War er fahrlässig oder wieso sagte er ihr so etwas? Gut, sie wirkte äußerst beherrscht und vernünftig. So stark. So, als ob man ihr auch niederschmetternde Befunde mitteilen könnte, und sie würde gefasst bleiben. So, als ob sie schon selbst ganz gut einordnen könnte, was es bedeutete, wenn ein Arzt von seltenen Ausnahmen spricht und davon, dass er auf Nummer sicher gehen will. Deshalb waren jetzt also auch noch Lupus erythematodes und Sklerodermie im Repertoire.

Von beiden Krankheiten hatte die Frau noch nie etwas gehört. Doch sie begann sofort, sich zu informieren, schaute im Internet, in Bibliotheken und Buchhandlungen nach. Was sie las und herausbekam, war der reine Horror: Eingeschränkte Nierenfunktion bis hin zur Dialyse war ebenso eine mögliche Komplikation bei Lupus erythematodes wie die Schädigung anderer innerer Organe und fortschreitende Gelenkzerstörung. Fürchterlich entstellende Hautrötungen im Gesicht waren geradezu typisch für dieses Leiden und kamen offenbar fast immer vor, zumindest bei schweren Formen der Erkrankung. Sie war mittlerweile überzeugt, dass sie an einer schweren Variante leiden musste, so wie die Ärzte herumrätselten und sich scheuten, ihr die Wahrheit zu sagen.

Allein schon der Name des Leidens: Lupus erythematodes bedeutete immerhin soviel wie roter Wolf, weil es dabei an Nase und Wangen zu einer die Haut zerstörenden, schmetterlingsförmigen Rötung kommen kann. Wolf, Haut, zerstört – das sagte doch schon alles.

Aber auch die Sklerodermie hat es in sich. Die Frau steigerte sich förmlich in die Flut der möglichen Symptome hinein. Neben Schäden an Herz, Lunge, Nieren und Haut kann sich bei dieser Krankheit der Mund faltig zusammenziehen – eine furchtbare Vorstellung. Als Tabaksbeutelmund bezeichnen Mediziner dieses Phänomen. Immer mehr las die Verlagsmitarbeiterin über mögliche Komplikationen und schwere Verläufe und merkte, wie sich dabei ihr Mund zusammenzog und sich die Lippen irgendwie zäher bewegten als sonst. Fing es schon an, war das Leiden bereits so weit fortgeschritten?

Sie sah sich bereits mit einer schweren Krankheit geschlagen, mit einer verkürzten Lebenserwartung und drohender Invalidität. Sie war verzweifelt, manchmal brach sie in Tränen aus, dachte an ihre Kinder und dass sie doch noch so viel vorhatte im Leben.

Die Angst und die Ungewissheit trieben sie wieder und wieder in die Arztpraxen. Während sie innerlich bebte, gab sie dort die ebenso abgebrühte wie aufgeklärte Patientin, warf mit seltenen Diagnosen und anderem Medizinkauderwelsch um sich und fragte die Ärzte beispielsweise, ob man nicht ihren Ana-Titer oder den Anca-Titer endlich bestimmen müsse. Beides sind spezielle Antikörper-Blutwerte, die bei Lupus erythematodes und Sklerodermie erhöht sein können.

In Wirklichkeit hatte sie nur Angst.

Das Ergebnis der Hautbiopsie ließ noch ein paar Tage länger auf sich warten. Die Frau war inzwischen der Verzweiflung nahe, wusste nicht mehr, was sie tun sollte. Schließlich wandte sie sich an einen pensionierten Internisten, der bei ihr in der Nähe wohnte. Der schaute sie an, dann schaute er sich das Bein an. Er sei sich zwar auch nicht ganz sicher, sagte er. Aber es könnte sich bei der seltsamen Verfärbung am Bein auch einfach um eine Borreliose handeln, die noch nicht ganz abgeheilt sei.

Die Borreliose ist eine bakterielle Erkrankung, die von Zecken übertragen wird. Akut kann es im schlimmsten Fall zu einer Hirnhautentzündung und Lähmungen kommen. Typisch sind Hautrötungen, erst ringförmig an der Einstichstelle, dann auch anderswo am Körper. Liegt der Zeckenstich aber schon ein paar Wochen zurück, kann es zu anderen Hauterscheinungen kommen – etwa zu bläulich-lilafarbenen Flecken.

Die Frau nahm daraufhin vier Wochen lang vorsorglich Antibiotika. Ihre Stimmung besserte sich in dieser Zeit merklich, Beschwerden hatte sie keine, und sie bekam auch keine mehr. Endlich war auch das Ergebnis der Biopsie da: In der Tat deutete auch die Gewebeprobe auf eine Borreliose hin, und die erhöhten Antikörper im Blut sprachen ebenfalls dafür.

Der Fleck am Unterschenkel verschwand jetzt langsam. Nur wenn man ganz genau hinsah, konnte man dort auch später noch eine leichte Verfärbung entdecken.

Spiel mir das Lied von der Angst

Warum ein Brief mit einer beängstigenden Nachricht immer zum Wochenende eintrifft, was für Schatten Radiologen auf einer offenbar völlig normalen Röntgenaufnahme entdecken, und wie sie zu ihren Kontrollaufnahmen kommen.

Ich sollte untersucht werden. Eine Röntgenaufnahme des Brustkorbs war geplant. Das war offenbar notwendiger Teil der Einstellungsuntersuchung im Krankenhaus, obwohl ich bereits seit ein paar Tagen meine Arbeit dort aufgenommen hatte. Das Röntgen war ziemlich harmlos, weil die Strahlenbelastung, die zur Aufnahme des Brustkorbs benötigt wird, extrem gering ist – und was sollte schon dabei herauskommen, ich hatte ja keinerlei Beschwerden. Dann, ein paar Tage später, ich hatte den Röntgentermin bereits wieder vergessen, kam ein Brief. Ich müsse zu einer Kontrolluntersuchung kommen, hieß es, ein unklarer Schatten sei bei dem Röntgen-Thorax festgestellt worden.

Ich war verunsichert. Tuberkulose? Krebs? Natürlich musste so ein Brief an einem Freitag kommen, dann blieb noch das ganze Wochenende zum Grübeln und um sich das Hirn zu zermartern, welches schwere Leiden einen erwischt hatte. Ich sah den Brief erst abends, nach der Arbeit, als ich niemanden mehr in der Röntgenabteilung anrufen und nachfragen konnte. Hatte sich der verfluchte Absender überlegt, was er damit auslösen konnte, diesen Brief ausgerechnet an einem Donnerstag in die Post zu geben, so dass er am Freitag ankam?

Ärzte vergessen, dass Krankenhäuser besondere Orte sind und Angst einflößen können. Dass Arztbriefe oft nur mit Herzklopfen geöffnet werden, weil sie furchtbare Nachrichten enthalten können. Selbst wenn die Nachricht nicht bedrohlich ist, sondern nur ein Kontrolltermin empfohlen wird, kann das massiv verunsichern. Ärzte vergessen so etwas. Vielleicht ist ihnen selbst früher im Krankenhaus schlecht geworden, vielleicht konnten sie den Geruch in Kliniken nicht ertragen, vielleicht sind sie umgekippt, als sie das erste Mal im Studium bei einer Operation dabei waren. Beim ersten Mal beeindruckt das alle Menschen, die es erleben, das schüchtert ein. Ebenso wie die weißen Kittel, die für viele Besucher immer noch ein äußerst respekteinflößendes Zeichen sind, auch wenn Infektionsexperten diese Standestracht als reine Psychohygiene der Ärzte ansehen.

In der Woche drauf bin ich am Montagmorgen sofort zum Kontrolltermin in die Radiologie gegangen. Der Oberarzt beschwichtigte mich, als er sich die Aufnahme nochmals genauer angesehen hatte. »Das ist höchstwahrscheinlich kein Schatten, das ist allenfalls eine Überlagerung der Blutgefäße, die in dieser Projektion etwas unklar aussieht«, sagte er. Eine Kontrolluntersuchung, das heißt eine erneute Aufnahme, würde er mir trotzdem anraten, um die Bilder vergleichen zu können. Zur Sicherheit. Und um mich zu beruhigen.

Er hat mich damit aber nicht beruhigt, sondern beunruhigt, geängstigt und verunsichert, auch wenn bei der zweiten Aufnahme nichts Verdächtiges gefunden wurde.

Ich wurde skeptisch und misstrauisch. Wenn dieser Oberarzt nach einem kurzen Blick, und schon bevor überhaupt die Kontrollaufnahme gemacht worden war, ziemlich sicher erkannt hatte, dass meine Lunge völlig harmlos aussah, warum bekam ich dann diesen bedrohlichen Brief, mich nochmals untersuchen zu lassen?

Wahrscheinlich brauchten die Radiologen die Kontroll-untersuchung für eine neue Studie in ihrer Abteilung, schoss es mir durch den Kopf. Das war ein zynischer Gedanke, aber anders konnte ich mir dieses seltsame Verhalten kaum erklären. Selbst wenn ein junger, nicht so erfahrener Radiologe die Bilder angeschaut hatte und sich nicht sicher war, ob hier der Verdacht auf eine krankhafte Veränderung gegeben war, hätte er doch einen erfahrenen Arzt fragen müssen, bevor der Brief abgeschickt wurde.

Zudem war ich selber Arzt – untereinander bemühen sich Mediziner eigentlich, besonders vorsichtig und genau zu sein. Wie würden die Radiologen erst mit den medizinischen Laien unter ihren Patienten umgehen, wenn sie sogar die ärztlichen Kollegen auf diese Weise behandelten, verunsicherten und zu einer ganz offenbar unnötigen Kontroll-untersuchung drängten?

8. Auf Leben und Tod

Schicksalhafter Rekordversuch

Wie schnell ein Kaiserschnitt fertig sein kann, was nachts mit einer Patientin passiert, die sich nicht verständlich machen kann, und warum der Ehemann die Blumen am nächsten Morgen wieder mit nach Hause nehmen kann.

Sie waren schon ein cooles Team. Nach einigen Jahren in der Klinik und etlichen Nachtdiensten waren sie ziemlich abgebrüht und hatten bereits viele medizinische Extremsituationen erlebt. Ihnen konnte so schnell keiner etwas vormachen. Sie, das waren die erfahrenen Assistenzärzte und einige der jüngeren Oberärzte aus einer Frauenklinik in Norddeutschland. Sie wussten, dass sie einen ziemlich harten Job hatten, viel Stress, wenig Freizeit, und für diese Entbehrungen wurden sie nur mit einem mäßigen Verdienst entschädigt.

Die Patientinnen waren fast immer anstrengend, besonders diejenigen Frauen, die mit ihren überforderten Männern zur Geburt kamen. Schlimm waren auch die Frauen, die eine Wassergeburt wollten oder beabsichtigten, am Strick hängend ihren Nachwuchs in die Welt zu entlassen.

»Eine Kuh geht zum Kalben ja auch nicht ins Wasser«, sagte einer der Oberärzte immer zu seinen Kollegen, wenn wieder eine Patientin auf eine Wassergeburt drängte. Sein anderer Spruch lautete: »Da haben wir Jahrmillionen gebraucht, um aus der Brühe rauszukommen, und die wollen freiwillig wieder da rein.«

Aber Geburten waren ja nicht alles, was die Frauenheilkunde ausmachte. Glücklicherweise gab es auch noch die Operationen, das Leben im OP-Saal. Da hatten die jungen Frauenärzte das Gefühl, zeigen zu können, was sie wirklich draufhatten, und sie wurden dabei nicht ständig durch die Patientinnen und ihre Angehörigen gestört und genervt. Das war aus ihrer Sicht Medizin pur.

Um sich gegenseitig anzuspornen, hatten die Ärzte in der Frauenklinik seit ein paar Monaten eine interne Konkurrenz gestartet. Ein Altassistent, der seit zwölf Jahren in der Klinik arbeitete, war auf die Idee gekommen: Kam eine Frau zur Geburt, bei der ein Kaiserschnitt geplant oder aus medizinischen Gründen unumgänglich war, wusste der operierende Arzt immer, woran er sich zu orientieren hatte. Mal waren es 22,12, mal 21,47. Einige hatten sogar schon 20,30 geschafft oder 19,44. Das waren keine Diagnoseschlüssel, sondern Minuten, die schnellsten Zeiten, die andere Kollegen für einen Kaiserschnitt gebraucht hatten.

Eine geplante Sectio caesarea, wie der Kaiserschnitt in der Fachsprache genannt wird, ist in der Regel ein unkomplizierter Eingriff. Es kann sein, dass die Ärzte vom ersten Schnitt in die Bauchdecke bis zum Verschluss der Wunde weniger als eine halbe Stunde für die Operation benötigen, auch wenn sorgfältig gearbeitet wird. Um es etwas ehrgeiziger anzugehen, hatten die Assistenzärzte vor wenigen Monaten ihren internen Wettbewerb begonnen, und sie trugen die persönlichen Bestleistungen sogar in ein Quartheft ein. Offiziell war es natürlich tabu, solche Rekordversuche aufzustellen, aber sogar die Chefärzte wussten davon.

Am Samstagabend war eine Frau aus Pakistan zur Geburt in die Klinik gekommen. Sie konnte kaum Deutsch und war erst seit wenigen Monaten in Deutschland. Ihr Mann begleitete sie, doch als sich herausstellte, dass das Baby nicht auf natürlichem Weg zur Welt kommen konnte, sondern per Kaiserschnitt geholt werden musste, wartete er lieber draußen vor dem Operationssaal. Der Assistent und der Oberarzt, die in dieser Nacht Dienst hatten, standen schon mehrmals mit Zeiten von unter 21 Minuten in dem kleinen Quartheft.

Die Patientin musste operiert werden, das war aus medizinischer Sicht klar. Die Operation lief glatt, die Schnitte gingen den Medizinern routiniert von der Hand, das Baby konnte gut geholt werden, das sah man schon früh während des Eingriffs. An diesem Tag könnte ein neuer Rekord fällig sein, das spürten beide.

Nach 19,28 Minuten war die letzte Naht geschlossen, und die Stoppuhr blieb stehen, die der Assistenzarzt in der Tasche seiner OP-Hose hatte mitlaufen lassen. Es war abends, kurz nach zehn. Die anderen Ärzte würden Augen machen, wenn sie spätestens am Montag von der neuen Bestzeit im Kreißsaal erfuhren, dachten die beiden Operateure. Vielleicht würden sie ihnen auch schon am Sonntag eine SMS schicken oder jetzt gleich. Auf jeden Fall trugen sie den Rekord sofort in das Quartheft ein.

Der jungen Mutter schien es soweit ganz gut zu gehen. Das Baby war ebenfalls gesund – es war ein Mädchen. Nach der Operation musste die Mutter noch für einen Moment im Überwachungsraum bleiben, das Baby kam währenddessen schon auf die Neugeborenenstation.

Der frischgebackene Vater war gegen Mitternacht erschöpft, aber glücklich wieder nach Hause gefahren, nachdem alles glattgelaufen war. Er konnte jetzt ja auch nicht mehr viel tun. Seine Frau würde sich von der Operation ausruhen müssen, die kleine Tochter schlief bereits, würde sich aber im Lauf der Nacht bestimmt bald melden, weil sie Hunger hatte. Er würde in aller Früh am nächsten Tag wiederkommen.

Am anderen Morgen war der Mann bereits um 7.30 Uhr mit einem großen Blumenstrauß auf den Klinikfluren unterwegs. Er hatte einen Anzug an und war bester Dinge. Er freute sich auf seine Frau und auf sein neugeborenes Kind – ihr erstes. Was er noch nicht wusste: Seit ein paar Stunden war er Witwer.

Seine Frau war verblutet. Bei dem abendlichen Blitzkaiserschnitt hatten die Ärzte offenbar ein Gefäß im Bereich der Gebärmutter verletzt, oder eine Naht hatte sich gelöst, was sie während der eiligen Operation nicht sofort bemerkten. Das kann bei einem Kaiserschnitt passieren, denn die Gebärmutter und das umliegende Gewebe sind kurz vor der Geburt sehr stark durchblutet, und das Operationsgebiet ist nicht sehr übersichtlich, da die Ärzte versuchen, die Öffnung, durch die sie das Baby aus der Gebärmutter holen, möglichst klein zu halten. Es ist daher nicht gesagt, dass die rekordverdächtige Hast der beiden Operateure den Tod der Frau verschuldet hat. Es kann auch nie bewiesen werden. Wenn neue Geschwindigkeitsrekorde wichtiger sind als die Bedürfnisse der Patientin, ist es jedoch offensichtlich, dass Fehler und Komplikationen wie das verletzte Blutgefäß oder die gelöste Naht begünstigt werden.

Anfangs in der Nacht war die Frau noch bei Bewusstsein gewesen und klagte nur hin und wieder über unklare Bauchschmerzen. Sie konnte sich nicht richtig verständlich machen, als die Schmerzen stärker wurden, und zeigte deshalb nur immer wieder auf ihren Bauch. Gleichzeitig war sie müde und wurde durch den Blutverlust immer matter. Die Schwestern verstanden sie nicht – aber dass eine Frau nach einem Kaiserschnitt Bauchschmerzen hat und sich nicht wohl fühlt, war ja nicht weiter ungewöhnlich. Auch sah man ihr aufgrund ihrer etwas dunkleren Hautfarbe nicht sofort an, dass sie langsam, aber sicher bedrohlich viel Blut verlor. Vielleicht hätte man bei einer hellhäutigeren Patientin die Blässe schneller bemerkt und eher reagiert.

Die Krankenschwestern kamen in der Nacht zwischen zwei und drei Uhr mit dem Baby auf dem Arm zu ihr, das sich jetzt meldete, weil es Hunger hatte. Da war der Puls der Frau nur noch ganz schwach zu spüren, raste aber mit mehr als hundertsechzig Schlägen in der Minute. Der Blutdruck war so niedrig, dass er kaum noch zu bestimmen war.

Nur eine knappe halbe Stunde nachdem die Schwestern der Frau das Baby bringen wollten, begann die Notoperation. Doch es war bereits zu spät. Die Frau lebte nur noch wenige Minuten. Der hohe Blutverlust aus der Gebärmutter war nicht mehr auszugleichen. Die Frau starb auf dem OP-Tisch.

Der Oberarzt erzählte dem Mann, der gerade Vater geworden war, aber seine Frau verloren hatte, dass nach der Operation unvorhergesehene Komplikationen aufgetreten seien.

»Schicksal, Schicksal«, stammelte er immer wieder. Er sagte sogar »Kismet«, weil er dachte, dass in Pakistan wohl jedermann dieses Wort verstehen würde.

Endlich war ein Dolmetscher da. Der Oberarzt erzählte jetzt auch dem Übersetzer, dass es wirklich ein schicksalhaftes Unglück gewesen sei, das seine Frau vom Leben in den Tod befördert habe. Geburten seien halt trotz aller medizinischen

Fortschritte immer noch ein Risiko, wenn auch normalerweise ein geringes. Kismet eben.

Von den Versuchen der Mediziner, während der Kaiserschnittoperation bei seiner Frau einen neuen Geschwindigkeitsrekord aufzustellen, erzählte der Oberarzt nichts. Dafür ließ er dem Mann ausrichten, dass er sich mit der Klinikleitung abgesprochen habe und dass die Klinik ausnahmsweise gewillt sei, dem Witwer dabei zu helfen, eine dauerhafte Aufenthaltsgenehmigung in Deutschland zu bekommen.

Therapie wie im Fluge

Warum eine Ehefrau irrtümlich erleichtert ist, was ein Notarzt im Hubschrauber mit einem Schlaganfallpatienten erlebt, wie vier Kliniken den Patienten abweisen und der Notarzt schließlich die wahren Gründe dafür ahnt.

Der Mann hatte sein ganzes Berufsleben lang hart gearbeitet. Er hatte viel geraucht und war selten vor zwei Uhr ins Bett gekommen. Auf das regelmäßige Glas Bier jeden Tag zu verzichten war ihm schon lange schwergefallen, und mit den Jahren waren daraus drei oder vier Gläser geworden. Sein Hausarzt hatte ihm mehrfach geraten, kürzerzutreten und mehr auf sich zu achten: Schließlich war da das mittlerweile erhebliche Übergewicht, der erhöhte Blutdruck, und auch seine Leberwerte waren nicht mehr ganz in Ordnung.

Jetzt reichte es ihm jedoch allmählich selbst mit den langen verrauchten und alkoholisierten Abenden. Er fühlte sich öfter unwohl. Siebenundsechzig Jahre war er alt, und im kommenden Jahr würde er seinem Sohn die Geschäfte übergeben. Das war längst so geregelt, doch die Übergabe hatte sich aus verschiedenen Gründen immer wieder verzögert. Er konnte schlecht loslassen. Wenn es soweit war, würde er mit seiner Frau eine kleine Reise machen und sich endlich etwas mehr um seinen Garten kümmern, sein einziges Hobby.

Doch dazu kam es nicht. Plötzlich brach er zusammen. Es war heller Vormittag, es geschah zu Hause, in der Küche. Auf einmal sackte er weg, einfach so.

Seine Frau rief sofort den Notarzt an, denn ihr Mann hatte starr die Augen verdreht und war nicht mehr ansprechbar. Er röchelte und bewegte sich nicht. Sie wusste, dass etwas ganz Schlimmes passiert sein musste.

Es kam ihr wie eine Ewigkeit vor, aber es dauerte nicht einmal eine Viertelstunde, dann war der Rettungshubschrauber da. Sie war in großer Sorge um ihren Mann, doch immerhin auch ein wenig erleichtert, denn von dem Moment an, da er in den Hubschrauber gebracht wurde, wusste sie, dass er jetzt in den richtigen Händen war und so schnell und so gut wie möglich versorgt werden würde. Sie befanden sich zwar in einer ländlichen Region in Hessen, doch es waren genug Krankenhäuser in der Nähe.

Das dachten der Notarzt und der Rettungssanitäter auch, die den Patienten im Hubschrauber begleiteten. Der Arzt hatte nach einer kurzen Untersuchung sofort die Verdachtsdiagnose Schlaganfall gestellt. Vermutlich war ein Blutgefäß im Gehirn verstopft, denn der Mann hatte eingeschränkte Reflexe, und die Muskeln auf einer Seite waren stärker angespannt als auf der anderen.

Jetzt ging es um Minuten, wenn nicht um Sekunden. Bei der Behandlung eines Schlaganfalls kommt es – wie auch bei der Therapie eines Herzinfarkts – entscheidend darauf an, wieviel Zeit zwischen dem Zwischenfall und dem Beginn der Therapie verstreicht. In etlichen Untersuchungen wurde bewiesen, dass mehr Patienten überleben und dass sie weniger Komplikationen erleiden, wenn sie schnell behandelt werden und die Betreuung von einem eingespielten Team wahrgenommen wird, in dem die diagnostischen und therapeutischen Schritte aufeinander abgestimmt sind.

Die erste Klinik, mit der die Hubschrauberbesatzung Kontakt aufzunehmen versuchte, war ein größeres Städtisches Krankenhaus in der Nähe vom Wohnort des Patienten. Per Funk erreichte der Rettungsarzt im Hubschrauber den diensthabenden Arzt in der Notaufnahme. Er schilderte ihm kurz den Fall.

Nein, er bedauere es aufrichtig, sagte der Arzt im Krankenhaus, aber man habe leider keinen Platz. Weder ein Intensivbett noch die entsprechenden Kapazitäten in der Notaufnahme wären frei. Zudem sei nicht genügend Personal vorhanden – kurzum: Es gehe beim besten Willen nicht, für den Patienten gebe es in dieser Klinik gerade keinen Platz. Aber da ja mindestens eine Handvoll anderer Krankenhäuser in der Nähe seien, die mit dem Hubschrauber in wenigen Minuten zu erreichen wären, sei das ja vermutlich kein Problem.

Das zweite Krankenhaus lehnte ebenfalls ab. Kein Platz, keine Kapazitäten. Nein, es ginge wirklich nicht.

Das dritte Krankenhaus – ein großes Kreiskrankenhaus – sah sich ebenfalls außerstande, den Patienten, der in akuter Lebensgefahr schwebte und dringend behandelt werden musste, aufzunehmen. Man könne nicht, selbst wenn man wollte.

Die vierte Klinik brachte die gleichen Argumente vor, es war wie verhext.

Der Hubschrauberpilot wurde immer drängender, er wollte nicht ständig im Kreis fliegen und womöglich bald einen Toten transportieren, sondern er brauchte jetzt klare Anweisungen, wo er landen könne. Mittlerweile hatte der Notarzt das Funkgerät wie einen Schlagstock in der Hand. Er schrie seine Kollegen am Boden an, dass er jetzt sofort einen Platz in der Notaufnahme und auf der Intensivstation für seinen Patienten brauchte.

Während der Hubschrauber ziellos über dem Land kreiste, verschlechterte sich der Zustand des Patienten immer mehr. Seine neurologischen Reflexe kamen jetzt deutlich verzögerter, er atmete schwer. Eine Weile hatte der Notarzt den Eindruck, der Patient würde ihm im Hubschrauber wegsterben. Doch dann, eine knappe Stunde vergeblichen Fliegens und Wartens war mittlerweile vergangen, gab es plötzlich Platz in einer Klinik. Der Hubschrauber konnte landen und der Patient endlich angemessen versorgt werden.

Der Notarzt aus dem Hubschrauber war außer sich vor Wut. Er wusste, was der wahre Grund für die Warterei war: Der Patient wurde von so vielen Krankenhäusern abgelehnt, weil allen Ärzten in der Notaufnahme bei seinem Anruf sofort klar gewesen war, dass ihnen damit ein aufwendiger, schwieriger Fall drohte, der noch dazu die Klinik ziemlich teuer kommen würde. Die Absagen folgten eindeutig ökonomischen Erwägungen, nicht medizinischen.

Jeder Arzt verneint das zwar, wenn er direkt gefragt wird, warum ein Patient in seiner Klinik abgelehnt worden ist. Standesvertreter wissen aber, dass es solche Fälle immer wieder gibt und dass sie unter dem stärker werdenden ökonomischen Druck womöglich sogar noch häufiger werden. »Der Schwerverletztentourismus muss endlich beendet werden«, fordert Klaus Michael Stürmer, Präsident der Deutschen Gesellschaft für Unfallchirurgie, wenn er auf das Problem angesprochen wird. »Jeder Patient sollte innerhalb von dreißig Minuten in der Klinik sein.«

Der Patient überlebte die unfreiwillige Flugstunde mit schweren Schäden. Fast einen Monat lang wurde er auf der Intensivstation behandelt, dann musste er noch ein halbes Jahr lang in einer Reha-Klinik weiterbetreut werden. Danach wurde er endlich wieder nach Hause entlassen.

Er kann mittlerweile noch immer nicht richtig gehen, und auch das Sprechen fällt ihm noch schwer. Keiner der Ärzte hat ihm und seiner Frau bisher gesagt, dass er möglicherweise mit deutlich weniger Komplikationen und Spätfolgen des Schlaganfalls zu kämpfen hätte, wenn sich seine Einlieferung in die Klinik nicht so verzögert hätte.

Tödlicher Schwindel

Was sich im Kopf einer jungen Krebspatientin abspielt, und wozu im Arbeitsalltag eines Neurochirurgen keine Zeit bleibt, was sich zwischen den Abteilungen einer Klinik abspielt, und wozu am Wochenende keine Zeit bleibt, wie die Nebenwirkungen einer Behandlung auf die näheren Umstände des Klinikbetriebs so gar keine Rücksicht nehmen, und warum eine junge Frau viel zu früh stirbt.

Als die Patientin in die Krebssprechstunde der Frauenklinik in Nordrhein-Westfalen kam, um ihren Kontrolltermin wahr-

147

zunehmen, ging es ihr relativ gut. Sie beklagte sich nicht. Dabei hätte sie Grund dazu gehabt, mit ihrem Schicksal zu hadern. Brustkrebs im fortgeschrittenen Stadium war bei ihr vor etwas mehr als zwei Jahren festgestellt worden. Sie war achtundzwanzig Jahre alt gewesen, als sie die niederschmetternde Diagnose mitgeteilt bekam.

Ihr Mann kam immer mit in die Frauenklinik zur Sprechstunde. Die zehnjährige Tochter ging in die vierte Klasse.

Vier Wochen später kam die Patientin außerplanmäßig in die Frauenklinik. Die Ärztin merkte sofort, dass etwas nicht stimmte. Sie kannte die schmale Frau gut. Keine fünfzig Kilo wog sie bei 1,70 Meter Größe. Glücklicherweise hatte man den Tumor der Frau damals entfernen können, ohne dass die Brust abgenommen werden musste. Die Narbe war gut verheilt. Seit dieser Zeit bestand ein enges Vertrauensverhältnis zwischen dem Ehepaar und der Frauenärztin.

Doch jetzt schien es Komplikationen zu geben. Der Patientin war in den letzten Tagen häufiger schwindelig gewesen. Ab und zu war ihr schlecht geworden, einmal war sie im Badezimmer zusammengebrochen. Sie kam in die Notfallambulanz der Universitätsklinik.

Bei Krebspatienten besteht – gerade in den ersten Jahren nach der Diagnose – immer die Möglichkeit, dass sich Metastasen bildeten. Wenn sich Tochtergeschwülste im Gehirn absiedeln, kann das zu Schwindel, Übelkeit, Kopfschmerz führen. Brustkrebs ist häufig eine chronische Erkrankung, von der man fast nie sagen kann, dass sie vollständig geheilt ist. Mikroskopisch kleine Zellen können sich überall im Körper versteckt halten. Irgendwann wachsen sie weiter und führen zum erneuten Ausbruch der Krankheit.

Die Frauenärztin wusste, dass die Patientin an einer ziemlich aggressiven Form von Brustkrebs litt. Die CT-Aufnahme des Schädels, die dann gemacht wurde, zeigte eine unklare Veränderung im Gehirn. Dies konnte auf eine Metastase des Brustkrebses hinweisen oder auch gutartig sein. Eine Ärztin aus der Neurochirurgie kam in die Frauenklinik, um den Fall der Patientin zu bewerten. Sie wollte noch Hormonspezialisten hinzuziehen, da die Veränderung im Bereich der Hirnanhangdrüse lag, die die Hormonabgabe im Körper beeinflusst, aber wahrscheinlich lag bei der Patientin eine gutartige Geschwulst der Hirnanhangdrüse vor.

Die Neurochirurgen waren zunächst unschlüssig, wie sie die CT-Aufnahmen interpretieren sollten. Da es sich bei der Frau um eine Krebspatientin handelte, konnte der unklare Befund auch eine Metastase sein. Metastasen werden in dieser Situation nur in Ausnahmefällen entfernt, da sie für eine Ausdehnung des Tumors sprechen. Dann ist es nicht mehr sinnvoll, noch zu operieren, sondern eine auf alle Krebszellen des Körpers zielende Behandlung wie Bestrahlung oder Chemotherapie wirkt dann besser. Andererseits kann sich, auch ohne dass ein Krebsleiden vorliegt, in dieser Region des Gehirns eine Geschwulst entwickeln. Die Chirurgen entschlossen sich, dem unklaren Gebilde auf den Grund zu gehen und zu operieren.

Wenige Tage nach der CT-Aufnahme wurde die Patientin in der Neurochirurgie operiert. Der Eingriff verlief ohne Komplikationen. Schon drei Tage danach wurde die Patientin entlassen. Das aus ihrer Hirnanhangdrüse entfernte Gewebe wurde zu den Pathologen geschickt, die es untersuchten. Nur so konnte definitiv festgestellt werden, ob es sich um eine Metastase oder um eine neu entstandene gutartige Geschwulst handelte.

Nach einer Woche musste die Patientin zur Kontrolle wieder in die Neurochirurgie. Der Arzt, der sie operiert hatte, wollte nachschauen, ob die Wunde gut heilte und die Patientin beschwerdefrei war.

Mittlerweile hatte die Diagnostik in der Pathologie ergeben, dass es sich um eine Metastase handelte. Um sicherzugehen, dass gar kein oder zumindest möglichst wenig Krebsgewebe übrigbleibt, musste die Frau nun noch bestrahlt werden.

Eine weitere Woche später begann die Bestrahlung. Der Kopf der Patientin wurde in eine eigens angefertigte Maske gesteckt. Die Maske wurde an der Liege festgeschraubt und die Apparatur zur Bestrahlung auf die festgelegte Region des Kopfes eingestellt. Dann ein kurzes Summen, und nach wenigen Sekunden war die Bestrahlung vorbei. Die Prozedur war nicht weiter schlimm, noch zehnmal würde sie die Behandlung über sich ergehen lassen müssen.

Als das Ehepaar nach der Bestrahlung schon im Gehen war, gab ihnen der Neurochirurg noch eine Packung Kortison mit. »Das ist wichtig, dass Sie das während der Zeit der Bestrahlung regelmäßig nehmen«, rief er ihnen hinterher und war schon in Richtung OP entschwunden.

Verdutzt verließen die beiden das Krankenhaus, erst zu Hause fiel ihnen ein, dass sie überhaupt nicht wussten, wann, wie oft und wie viele der Tabletten eingenommen werden mussten.

Am nächsten Morgen rief der Ehemann in der Frauenklinik an. Er schimpfte über die flüchtige ärztliche Betreuung in der Neurochirurgie. Die Frauenärztin versuchte ihn zu beruhigen. Das Kortison, erklärte sie, müsse bei Bestrahlungen des Gehirns eingenommen werden, um eine entzündliche Anschwellung zu verhindern. Durch die Strahlen kann es kurzfristig zu einer Ausdehnung der Hirnsubstanz und Schädigungen der Nerven kommen. Aber da sie das Medikament nicht verordnet habe, sollte sich die Patientin besser umgehend in der Neurochirurgie melden.

Die Patientin erreichte den Neurochirurgen nicht. Immer wenn sie nach ihm fragte, operierte er gerade oder war außer Haus. So begann sie auf eigene Faust die Kortisontabletten einzunehmen, wie sie es auf der Packungsbeilage gelesen hatte. Die Ärzte hatten ihr ja versichert, dass dies wichtig war während der Bestrahlung. Nächste Woche schon hatte sie den nächsten Termin zur Bestrahlung und auch einen Kontrolltermin in der Frauenklinik.

Doch soweit kam es nicht. Am Wochenende wurde der jungen Frau wieder übel. Der Schwindel war zwar nicht mehr da, aber gut fühlte sie sich nicht. Außerdem sah sie Doppelbilder. Sie hatte Bauchschmerzen, kaum Appetit und musste sich übergeben. Sie krümmte sich vor Schmerzen, ihr Bauch wurde immer härter. Im Badezimmer sackte sie kurz zusammen. Als ihr Mann sie fand, war sie kreidebleich und konnte sich kaum auf den Beinen halten.

Die folgende Nacht war unruhig, und die Patientin fand keinen Schlaf. Sie wollte aber auch nicht ins Krankenhaus. Am Samstagmorgen hielt es der Mann nicht mehr aus und fuhr mit seiner Frau in die Klinik. Sie hatte immer noch starke Schmerzen und inzwischen vierzig Grad Fieber, außerdem war sie sehr kurzatmig.

In der poliklinischen Ambulanz kümmerte sich ein fremder Aufnahmearzt um die Patientin. Er ließ sie auf eine normale Station der Neurochirurgie verlegen, da sie dort operiert worden war. Zudem verschrieb er ihr ein Medikament gegen den unruhigen Magen und Schmerzmittel. Über das Wochenende tat sich wenig – außer dass es der blassen Frau noch immer nicht besserging. Am Samstag kam den ganzen Tag über kein Arzt bei ihr vorbei, Sonntag war er nur kurz für wenige Minuten am Morgen da. Während des Sonntags ging es der Patientin ein paar Stunden besser, kurz bestand die Hoffnung, dass sie zu Beginn der Woche entlassen werden könnte.

Gegen Abend wurde ihr Zustand jedoch wieder kritisch. Als die Patientin mit schwacher Stimme sagte, dass sie sich noch nicht besser fühle, erhöhte der diensthabende Arzt die Dosis ihrer Medikamente. Er untersuchte sie nicht einmal, er verlegte sie nicht auf die Intensivstation, obwohl fast jede Farbe aus ihrem Gesicht gewichen war.

Der Ehemann flehte den Arzt an: »Man muss doch etwas für sie tun!«

Das sei alles, was man in ihrer Situation für sie tun könne, erwiderte der Mediziner, sie habe ja schließlich Krebs und sei dadurch stark geschwächt.

Am Montag war die Patientin kaum noch bei Bewusstsein. Jetzt ließ sich der Neurochirurg, der sie operiert hatte, in ihrem Zimmer blicken. Er hatte das Wochenende frei gehabt und war von seinem diensthabenden Kollegen nicht angerufen worden. Auch der Neurochirurg untersuchte die blasse Frau nicht, die weiter über unerträgliche Bauchschmerzen und Übelkeit klagte. Dafür erhöhte er die Dosis der Schmerzmittel und des Magenmittels nochmals.

Immerhin machte er sich jetzt Sorgen um die Patientin. Er ließ eine Computertomographie ihres Brustkorbs anfertigen und schrieb auf den Anforderungsschein für die Radiologen, dass die Patientin niedrigen Blutdruck und schnellen Puls habe. Die Röntgenärzte schoben die Patientin schnell in die Untersuchungsröhre. Sie waren froh, dass sie die schwach vor sich hin schluchzende Patientin bald wieder auf ihre Station bringen lassen konnten. Die Ursache für den kritischen Zustand der Patientin fanden sie mit ihrer CT-Aufnahme nicht – dafür zahlreiche knöcherne Metastasen im Skelett.

Der Neurochirurg war ratlos und rief die internistischen Krebsexperten an. Der Internist ahnte, dass hier etwas schieflief, als er die Schilderungen seines Kollegen hörte.

Abends war er bei der Patientin und fand eine kaum noch ansprechbare Frau und ihren aufgelösten Mann vor. Die letzte Eintragung in den Pflegenotizen lag mehr als eine Stunde zurück, dort war ein stark erniedrigter Blutdruck von 70/50 Millimeter auf der Quecksilbersäule notiert – der Normalwert liegt bei 120/80. Der Puls der Patientin raste mit mehr als 160 Schlägen in der Minute – normalerweise liegt er bei 70 oder 80. Ein so niedriger Blutdruck und ein schneller Puls sind Zeichen für einen Schock durch akuten Blutverlust – ein Notfall, der sofortiges Eingreifen erfordert. Das lernt jeder Mediziner im Studium und sollte es bereits im ersten Ausbildungsjahr erkennen.

Der Internist ärgerte sich, dass eine Patientin, die in so akuter Lebensgefahr schwebte, noch auf einer normalen Station lag und nicht längst auf die Intensivstation oder in den OP-Saal gebracht worden war. Es war auch unverantwortlich, dass bei diesem Zustand die letzte Blutdruckmessung mehr als eine Stunde zurücklag. Der Internist legte schleunigst eine Infusion bei der Patientin, um ihr Flüssigkeit zuführen zu können und ihren Kreislauf zu stabilisieren. Dann schlug er die Bettdecke beiseite, untersuchte die matte Frau weiter und betastete ihren Körper. Ihr Bauch war bretthart. Er alarmierte sofort die Chirurgen für einen Notfalleinsatz – hier lag ein »akuter Bauch« vor.

Ein akuter Bauch entsteht meist durch Entzündungen oder Blutungen im Bauchraum. Wenn Eiter, Entzündungszellen oder Blut in die Bauchhöhle austreten, wird das Bauchfell gereizt. Es kommt zu einer Bauchfellentzündung, und dadurch wird die Bauchdecke bretthart. Mit einem Handgriff hatte der Internist die Notlage der Patientin erkannt. Der Neurochirurg hätte das auch gekonnt – wenn er die Bettdecke zur Seite geschlagen und die Patientin untersucht hätte und nicht nur an mögliche Komplikationen der Kopfoperation gedacht hätte.

Das Operationsteam war schnell zur Stelle. Die Patientin wurde in den Operationssaal gefahren. Währenddessen nahm der Neurochirurg den Ehemann beiseite und fragte ihn, ob er wisse, wie schlecht es um seine Frau stünde. Sie habe ja ausgedehnten Brustkrebs – deswegen könne man auch nicht mehr viel für sie tun. Der Chefarzt der neurochirurgischen Abteilung kam vorbei, drückte dem Gatten kurz und kräftig die Hand und sprach ihm sein Bedauern aus.

Ein Chirurg eröffnete den Bauch der Patientin und sah das Blut. Während der Operation wurde der ohnehin niedrige Blutdruck der Frau immer schwächer. Die Narkoseärzte gaben ihr kreislaufstützende Medikamente und leiteten Kochsalzlösung und Blutkonserven in die Venen. Vergebens, der

Kreislauf ließ sich nicht mehr stabilisieren, er brach zusammen. Es war zu spät, der geschwächte Körper der Patientin wurde mit dem Blutverlust und der Kreislaufbelastung durch die Operation nicht fertig.

Nur wenige Minuten nach Beginn der Operation starb die junge Frau, nachdem sie drei Tage zuvor in der Klinik aufgenommen worden war. Sie war gerade mal einunddreißig Jahre alt.

Der Neurochirurg versuchte den Ehemann zu trösten. Vielleicht wäre es das Beste für seine Frau gewesen, sagte er. Vielleicht sei es besser, jetzt zu sterben und nicht an ihrem Krebsleiden dahinsiechen zu müssen.

Es sei ihr aber doch noch so gutgegangen, stammelte der Mann immer wieder. Sie sei so fröhlich gewesen, habe bis zuletzt gearbeitet und die Tochter versorgt. Er konnte nicht verstehen, wieso sich der Zustand seiner Frau in wenigen Tagen so rapide verschlechtert hatte.

Der Neurochirurg redete immer noch davon, dass es so vielleicht das Beste »für alle« gewesen sei. Ändern könne man ja sowieso nichts mehr.

Dann sprach er die Obduktion an. Der Ehemann fragte, ob man dadurch die Ursache für den Tod seiner Frau herausfinden könne. Der Neurochirurg verneinte und sagte, deswegen würde er auch von einer Obduktion abraten. Sie jetzt noch »aufzuschneiden« würde seine Frau schließlich nicht wieder lebendig machen.

Der Mann verzichtete auf die Obduktion. Er verließ das Krankenhaus, ohne zu wissen, wie er seiner Tochter erklären sollte, was mit ihrer Mutter passiert war.

In Deutschland gibt es keine Obduktionspflicht. Zunächst

müssen die behandelnden Ärzte Interesse an der Obduktion bekunden. Liegt dies vor, müssen die Angehörigen um Genehmigung gefragt werden. Die Trauernden jedoch haben meist andere Sorgen. Nur wenn der Verdacht auf einen unnatürlichen Tod besteht, ist eine Obduktion in der Rechtsmedizin erforderlich. Ob dieser Verdacht besteht, entscheidet aber wiederum in aller Regel der zuletzt behandelnde Arzt. Dessen Motivation zur Ursachenforschung ist nicht gerade hoch, wenn er juristische Folgen zu befürchten hat.

Die Ärztin aus der Frauenklinik erfuhr am nächsten Tag von dem Onkologen, dass ihre Patientin gestorben war. Sie war fassungslos und rief in der Neurochirurgie an. Der behandelnde Arzt versuchte abzuwiegeln. Der Patientin sei es ja eh schlecht gegangen und ihr Körper »durch und durch mit Metastasen durchsetzt«. »Sie war sowieso voller Krebs, und lange hätte sie es nicht mehr gemacht«, sagte er.

Die Frauenärztin war empört: Das stimmte einfach nicht. Noch vor vier Wochen sei es der Patientin gutgegangen – und an Knochenmetastasen, auch wenn es jetzt mehrere waren, stirbt niemand. Zwar hatte sie fortgeschrittenen Brustkrebs, doch sie hätte noch einige Jahre damit leben können.

Jetzt wurde der Neurochirurg unsicher. Ja, er habe sich auch gefragt, warum es ihr plötzlich so schlechtgegangen sei.

Die beiden Ärzte kamen auf die Medikamente zu sprechen. Die Patientin hatte von dem Neurochirurgen Kortison bekommen – dazu wurde ihr aber kein »Magenschutz« verschrieben. Dabei ist Kortison ein Mittel, das die Magenwände angreift. Deswegen darf es über einen längeren Zeitraum oder in hoher Dosis nur mit Mitteln verschrieben werden, die die Magensäure binden. Doch keiner der Ärzte in der Neurochirurgie hatte der Patientin gesagt, wie oft und wieviel Kortison sie einnehmen musste.

Wahrscheinlich war der Magen der Patientin schon stark angegriffen. Jede Operation bedeutet Stress für den Körper, der Patienten auf den Magen schlagen kann. Und der Eingriff in der Neurochirurgie lag erst zwei Wochen zurück. Dann hatte die Patientin Kortison ohne schützende Medikamente eingenommen. Das kann für den robustesten Magen zuviel sein. Aller Wahrscheinlichkeit nach war es bei der Frau durch die Kombination dieser Belastungen zu einem akuten Geschwür mit Magendurchbruch gekommen. Das Kortison hatte mit Hilfe der Magensäure ein Loch in die angegriffene Magenwand gefressen. Ein Umstand, der jeden Menschen umbringen kann, auch wenn er kein Krebspatient ist.

Der Neurochirurg versuchte den qualvollen Tod der Patientin anderen Abteilungen des Krankenhauses anzulasten. Er schob die Verantwortung ab: Die Patientin hatte fortgeschrittenen Brustkrebs – also wäre sie sowieso bald gestorben. Krebs sei Sache der Onkologen – also hätten die Krebsexperten in der inneren Medizin sich stärker um sie kümmern müssen. Die Patientin war zur Kontrolle in der Frauenklinik – also hatten die Gynäkologen eine Mitverantwortung. Dass er nur an mögliche Komplikationen des hirnchirurgischen Eingriffs gedacht hatte und die Patientin durch die Untätigkeit der Neurochirurgen gestorben war, erwähnte er während des Telefonats nicht.

Die Frauenärztin hatte diese Schuldzuweisungen satt. Dass er weder sie noch die Onkologen davon unterrichtet hatte, wie schlecht es der Patientin ging, war schon tragisch genug.

Zu dem tödlichen Ausgang kam es jedoch durch den »Morbus Wochenende«: Die Patientin war drei Tage lang stationär aufgenommen, aber niemand in der Neurochirurgie hatte sie untersucht. Dabei hätte ein Griff auf den Bauch genügt, und die Notlage wäre klar gewesen. Die Patientin wäre eben nicht »sowieso bald gestorben«. Die Frau hatte durch die Tücken des Systems den Tod gefunden, nicht durch ihre Erkrankung.

Im Bermuda-Dreieck zwischen den Abteilungen der Klinik war die Patientin ums Leben gekommen. Keiner der diensthabenden Ärzte kannte die Patientin, niemand fühlte sich für sie zuständig und übernahm die Verantwortung. Und die Ärzte, die sich mit ihr auskannten, wurden nicht oder nicht rechtzeitig informiert. Zudem mangelte es an Personal: Der Neurochirurg musste operieren, als er dringend von der Patientin auf Station gebraucht worden wäre. Er war nicht mal telefonisch zu erreichen.

Zwei Wochen später kam der Ehemann in die Frauenklinik. Er brachte anfangs kaum ein Wort gegenüber der Ärztin heraus. Er blieb fast zwei Stunden und erzählte von seiner Frau, erzählte aus ihrem gemeinsamen Leben. Dann schilderte er, wie seine Frau unter seinen Händen gestorben war.

Sollte die Frauenärztin den Ehemann nun auch noch damit belasten, was sie über den vermeidbaren Tod seiner Frau wusste? Welchen Sinn hätte es, ihn jetzt noch zu einer nachträglichen Obduktion zu ermutigen?

9. Stationen der Abstumpfung – die Arztwerdung des Menschen

Auf der Suche nach einer Diagnose

Wie ein harmloser Besuch mit einem Masernverdacht endet, warum Ärzte seltene Erklärungen für häufige Beschwerden suchen, und auf welche Weise sich Universitätsmediziner über Feld-, Wald- und Wiesen-Hausärzte erheben.

Man muss kein böswilliger Arzt sein, um Patienten oder potentiellen Patienten zu schaden. Oder um Gesunde krankzureden. Das geschieht ganz beiläufig.

Es war ein heißer Sommertag. Die Familie war im Garten, die fünfjährige Tochter tollte in der Badehose herum. Ein befreundeter Arzt kam vorbei, er hatte viel Zeit mit Forschung zugebracht. Das merkte man seinem medizinischen Urteilsvermögen auch an.

Die Fünfjährige sprang ins Planschbecken. Dann hüpfte sie wieder im Gras herum. Der Forscher-Arzt saß auf einem Gartenstuhl, da lief die Tochter des Hauses nah an ihm vorbei. Irgend etwas irritierte den Medikus. Er sah den Rücken des Mädchens an und bemerkte ein paar kleine, kaum sichtbare Pickel. Der Forscherdrang im Mediziner erwachte und sein Spürsinn, eine Diagnose zu stellen, auch.

Die Mutter hatte den Arzt gefragt, was er von den kleinen Pickeln hielt. Das Mädchen hatte keinerlei Beschwerden, es juckte nicht, es tat ihr nichts weh, ja man musste schon fast mikroskopisch genau hinschauen, um die paar Unebenheiten auf ihrem Rücken überhaupt zu entdecken.

»Masern« – plötzlich hatte sich der junge Arzt auf eine Diagnose festgelegt, die er auch gleich bekanntgab. »Vielleicht sind es ja die Masern.«

Die Eltern waren überrascht, schwankten zwischen Verärgerung und Belustigung. Denn erstens sind Masern in Deutschland eine sehr seltene Erkrankung, weil mittlerweile etwa 90 Prozent der Kinder gegen die gefährliche Infektionskrankheit geimpft sind. Zweitens musste der Arzt aus früheren Treffen und Gesprächen mit den Eltern eigentlich wissen, dass sie keine Impfgegner waren und die Kinder daher nicht nur gegen Tetanus, Diphtherie und Kinderlähmung, sondern auch gegen Masern, Mumps und Röteln hatten impfen lassen. Drittens hätten sein diagnostischer Spürsinn und seine medizinische Erfahrung – wie auch seine eigene Erfahrung als Familienvater – dem Arzt sagen müssen, dass es sich bei den dezenten Hauterscheinungen auf dem Rücken des Mädchens um vollkommen harmlose Hitzepickel handelte, die keiner Diagnose, ja nicht einmal einer Erwähnung bedurften.

Es gibt einen Satz in einem Chirurgiebuch, das wir im Studium wälzten. Statt sich peinliche Entschuldigungen ins Wartezimmer zu hängen, dass man leider, leider die Praxisgebühr erheben müsse, oder seine Wände mit den gängigen Kunstdrucken von Matisse, Magritte oder Picasso zu schmücken, sollte sich jeder Mediziner in Großbuchstaben diesen Satz über sein Sprechzimmer hängen: »Häufiges ist häufig, Seltenes ist selten.«

Das ist zwar ein banaler Satz, der mir im Studium noch läppisch vorkam – später, im Umgang mit Patienten, merkte ich aber, dass er viel zuwenig beachtet wird.

In einem anderen Fall fragten Bekannte einen befreundeten Mediziner nach seiner Einschätzung, weil einem Verwandten während einer Routinekontrolle beim Hausarzt mitgeteilt worden war, dass sein Hämoglobinwert – der Blutfarbstoff – etwas erniedrigt sei. Der Verwandte war zu diesem Zeitpunkt zwar schon einundsiebzig Jahre alt, er hatte aber keinerlei Beschwerden, die auf einen drohenden Blutverlust hindeuteten, sondern trieb noch regelmäßig Sport. Es sei wahrscheinlich harmlos, sagte der Mediziner, aber zur Sicherheit sollte der ältere Herr noch einen weiteren Blutwert bestimmen lassen, der mit dem Eisenstoffwechsel zu tun hatte.

Das war genau das, was Menschen eben nicht hören wollen, die in Sorge um ihre Gesundheit oder die ihrer Angehörigen sind. Ärzte meinen es bestimmt häufig gut. Aber indem sie auch die seltenste und unwahrscheinlichste Möglichkeit noch mit in ihre diagnostischen Abwägungen einbeziehen, bescheren sie den Betroffenen aufreibende Tage ungewissen Wartens, bis endlich das Ergebnis da ist.

Dann löste sich alles in Wohlgefallen auf. Der zusätzlich untersuchte Blutwert war normal, so dass sicherlich keine Blutung vorlag, sondern der ältere Herr eben eine Konzentration des roten Blutfarbstoffs am unteren Ende des Normbereichs hatte. Kein Grund zur Aufregung, kein Grund zur Besorgnis.

Nicht allein die Reaktion dieser spezialisierten Ärzte, die zuerst an exotische Diagnosen denken und nicht an das Naheliegende, ist ärgerlich – dass fast alle Mediziner im Studium gelernt haben, besonders die Raritäten im Kopf zu haben, darin besteht der Skandal. Im Studium wird besonders Wert auf die seltenen Syndrome und Leiden gelegt, weil die Dozenten auf diese Weise zeigen können, was für pfiffige Kerle sie sind. Indem sie im scheinbar Banalen, Alltäglichen das Ausgefallene erkennen, erheben sie sich über die ordinären Feld-, Wald- und Wiesenärzte, die nach Ansicht vieler Universitätsmediziner ahnungslos und ignorant ihre Arbeit tun.

Wie haben wir kurz vor dem Abschlussexamen an der Universität den Professor bewundert, der uns in einem Repetitorium den Fall eines ungefähr vierjährigen Jungen schilderte, der blass und müde war und sich nicht wohl fühlte und dann zu seinem Kinderarzt in die Praxis gebracht wurde. Offenbar hatte der Kinderarzt übersehen und nicht erfragt, dass der Junge schon seit ein, zwei Tagen kein Wasser mehr gelassen hatte.

Das ist in der Tat ein erhebliches Versäumnis für einen Arzt, und dadurch hatte er die richtige Diagnose nicht stellen können. Der Junge litt an einem hämolytisch-urämischen Syndrom, einer ziemlich seltenen Nierenerkrankung. Sie ist vor allem dadurch gekennzeichnet, dass sich die Kinder matt und krank fühlen, starke Bauchschmerzen bekommen und eben kein Wasser mehr lassen. Wenn ein niedergelassener Kinderarzt diese Diagnose einmal in fünf Jahren stellt, ist es schon viel, so selten ist sie.

Unser Professor kam uns im Studium wie ein Held vor, wie ein Pionier der Medizin, der den tumben niedergelassenen Hausärzten endlich die Leviten las. Den Kinderarzt hielten wir für einen verachtenswerten Ignoranten, der eine so glasklare Diagnose nicht erkannt hatte.

Das ist die Prägung, die viele Mediziner mit auf den Weg bekommen: die Feier des Abwegigen, Seltenen, das im Idealfall zu einem Fallbericht in einem Fachblatt taugt, weil es so einmalig ist. Dabei wäre das Gegenteil wichtig, denn zunehmend fällt es Ärzten schwer, zu erkennen, ob jemand ernsthaft krank ist oder nicht, ob dringend medizinisch etwas unternommen werden sollte oder nicht. Dieser Blick für den Menschen fehlt vielen Medizinern.

In dem Fall des kleinen Jungen wäre es ausnahmsweise einmal wirklich hilfreich gewesen, auf die seltene Diagnose zu kommen, um dem Kind dann die richtige Behandlung zukommen lassen zu können. In den meisten Fällen verstellt die Vorliebe für Raritäten jedoch den Blick auf das Alltägliche, auf das, was die Menschen beschäftigt, und auf das, was sie leiden lässt.

Denn Häufiges ist häufig, Seltenes selten.

Alte Kameraden
*Wie ein Arzt einmal durch die Oder geschwommen ist,
wie Ärzte jungen Patienten angst machen, warum eine
Herzklappe doch keine Ablagerungen hat, und an welche Zeiten
manche Ärzte zurückdenken.*

Wer sich über die Seelenlosigkeit einer hauptsächlich von Fachidioten und Technokraten beherrschten Medizin beklagt, die hinter ihren Apparaten den Menschen im Patienten nicht mehr sieht, romantisiert oft die Vergangenheit. Aber früher war durchaus nicht alles besser. Dass Ärzte ihre Patienten überhaupt als halbwegs gleichberechtigt ansehen, ist erst eine Errungenschaft, die sich in den späten siebziger und in den achtziger Jahren durchzusetzen begann.

Auch die Haltung vieler Mediziner war früher nicht unbedingt einfühlsamer. Der Hausarzt, zu dem meine Mutter Mitte der siebziger Jahre mit mir ging, als ich noch im Grundschulalter war, erzählte uns bei jeder Gelegenheit, dass er nach dem Krieg auf der Flucht bei fünf Grad Celsius durch die Oder geschwommen sei. Damit tat er jede Infektionskrankheit von der banalen Erkältung bis zur Lungenentzündung als läppische Jammerei ab, und jedesmal, wenn man zu ihm kam, hatte man das Gefühl, es sei überflüssig und unnötig, ihn mit so albernen Beschwerden zu behelligen. Es war zwar richtig, dass er nicht sofort alle möglichen Tests und Untersuchungen anstellte, wenn wir zu ihm kamen, aber seine Wortwahl war grob und ungeschickt.

Bei einer heftigen Magen-Darm-Grippe und tagelangem Durchfall sagte er stets: »Hunger ist der beste Koch.« Das war so falsch nicht, aber mit verdorbenem oder krankem Magen war mein Appetit sowieso ziemlich reduziert. Doch dieses Motto vermittelte mir immer den Eindruck, dass der Arzt gerade mit etwas belästigt wurde, was nicht der Rede wert war, und dass er sich kein bisschen um die kleinen und großen Sorgen seiner Patienten scherte. Sicher, verglichen mit dem Elend in der Welt und mit Menschen, die unheilbar krank waren, handelte es sich um Lappalien. Doch auch ich wollte ernst genommen werden, wenn es mir in Bauch oder Brust drückte.

Später wurden meine Erfahrungen mit Ärzten nicht unbedingt besser. Eine Hautärztin, die ich im Alter von sechzehn oder siebzehn Jahren aufsuchte, weil ich ein Ekzem an der Kopfhaut hatte, prophezeite mir, dass ich innerhalb weniger Jahre eine Glatze haben würde – was glücklicherweise auch heute, fast fünfundzwanzig Jahre später, noch nicht eingetreten ist, auch wenn die Tendenz unübersehbar ist.

Ein Orthopäde sagte mir als Zwölfjährigem voraus, dass ich lange Zeit mit Rückenschmerzen zu kämpfen haben würde, eine Weissagung, die in den vergangenen dreißig Jahren glücklicherweise ebenfalls nicht eingetreten ist.

Ein älterer Kardiologe sah an meinem Herzen Ablagerungen an den Klappen, als ich Anfang Zwanzig war, was mich jahrelang verunsicherte, da dies ziemlich gefährlich werden kann. Bis ein routinierter jüngerer Herzspezialist mich Jahre später in der Klinik untersuchte, in der ich mittlerweile selbst angestellt war, und makellose Herzklappen im Ultraschall diagnostizierte, hatte ich mir erhebliche Sorgen gemacht. Der Eindruck verkalkter Klappen könne schon mal entstehen, wenn der Arzt nicht so erfahren sei, der Puls schnell ginge und das Gerät nicht auf dem neuesten Stand wäre, erklärte mir der Herzspezialist die Fehldiagnose des älteren Kollegen.

Ein Internist diagnostizierte eine Nierenzyste bei mir, obwohl ich gar keine Beschwerden an Bauch oder Rücken angab. Aber offenbar konnte er den entsprechenden Ultraschall gut abrechnen. Er sagte zwar, der Befund sei harmlos. Aber es dauerte ebenfalls bis zu der Zeit, da ich selbst als Arzt arbeitete, bis ein Kollege mit dem Ultraschallgerät einen Blick auf meine Nieren warf und beim besten Willen dort keine Zyste oder eine andere Veränderung entdecken konnte.

Den Vogel schoss jedoch der Arzt bei der Musterung ab. Er war spindeldürr und hager, und seine spitze Nase ragte scharf zwischen seinen randlosen Brillengläsern hervor. Ich hatte ein paar Röntgenbilder zur Musterung mitgebracht, die er argwöhnisch betrachtete. Darin sollte man die leichte Verschiebung von zwei Wirbelkörpern im Lendenbereich erkennen können, die bei mir im Alter von zwölf Jahren festgestellt worden war. Aufmerksam las der Musterungsmediziner das Attest des Orthopäden, der mir einst lange, quälende Jahre mit Rückenschmerzen vorhergesagt hatte. Diese waren zwar bis zur Musterung noch nicht eingetreten, aber die »überlangen Hebelarme«, von denen der Orthopäde in seiner Beurteilung geschrieben hatte und die bei meiner Größe von 1,98 Meter wohl ungeahnte Kräfte auf die Wirbelsäule ausüben konnten, waren nicht zu unterschätzen.

»Soso«, sagte schließlich der Habicht hinter seiner Brille. »Das sind mir ja schöne Geschichten mit Ihnen. Sie sehen doch eigentlich ganz gesund aus. Sie wissen, was man vor vierzig, fünfundvierzig Jahren mit Ihnen gemacht hätte.«

Ich verstand nicht, was er meinte, denn wir schrieben das Jahr 1985, und seine Rechnung führte unweigerlich in die Zeit des Dritten Reichs zurück.

»Da wären Sie ausgesondert worden und wohl in ein Lager gekommen, wenn Sie Pech gehabt hätten«, sagte er, grinste böse und gab mir meine Unterlagen zurück.

Ich wusste zwar immer noch nicht, ob er damit meinte, dass ich wegen eventueller körperlicher Einschränkungen oder als möglicher Drückeberger mit den Nazis Schwierigkeiten bekommen hätte. Ich wollte es aber auch gar nicht genauer wissen, sondern nur nie wieder mit solchen Ärzten zu tun haben.

Ach so, es ist nur psychisch

Wie im Medizinstudium die Untersuchung und Befragung von Kranken unterrichtet wird, was geschieht, wenn ein Patient sich nicht an die Symptome aus den Lehrbüchern hält, sondern über zahlreiche Beschwerden klagt, und wann ein Patient nicht in die innere Medizin gehört.

Ärzte sind nicht darin geschult, die wahren Bedürfnisse ihrer Patienten zu erkennen. Im Medizinstudium wird die Ausbildung in Psychologie, Psychiatrie und Psychosomatik massiv vernachlässigt. Sie nimmt im Stundenplan im Vergleich zu Fächern wie innere Medizin, Chirurgie oder Kinderheilkunde lächerlich wenig Platz ein. Von den Organmedizinern ist häufig Herablassung zu spüren, wenn es um psychische Probleme der Patienten geht. Sogar ein hochangesehener Professor für Medizin, der unter uns Studenten als integer, verständnisvoll und freundlich galt, vermittelte uns diese Haltung in der Ausbildung.

Wir waren im Rahmen des Praktikums der inneren Medizin, das im siebten oder achten Semester auf dem Stundenplan steht, zu viert eingeteilt, um einen Patienten zu besuchen. Er lag auf einer Station für allgemeine internistische Krankheiten, und unsere Aufgabe war es, seine Krankengeschichte sorgfältig zu erheben und anschließend den Patienten körperlich zu untersuchen. Wir gaben uns alle Mühe, doch während der Anamnese, wie die Befragung über die Vorgeschichte der Erkrankung genannt wird, schweifte der Patient immer wieder ab und erzählte von seiner Arbeit, die er nicht mehr ausüben konnte, von seiner Frau, die sich von ihm getrennt hatte, und von anderen Ungerechtigkeiten im

Leben, die ihm widerfahren waren. Wir spürten, wie wir mit der Zeit immer ungeduldiger wurden und uns wünschten, dass er endlich zur Sache käme.

Auch bei der körperlichen Untersuchung machte uns dieser Patient ziemlich viel Mühe. Anstatt sich an die Symptome zu halten, die wir schon aus unseren Lehrbüchern kannten und den verschiedenen Krankheiten zuzuordnen wussten, klagte er zusätzlich zu seiner Hauptdiagnose noch über alle möglichen anderen Beschwerden, die nicht so recht zu dem Rest passten. Er hatte eine chronische Darmentzündung und zudem noch eine leichtere Form chronischen Asthmas. Doch anstatt sich darauf zu beschränken, tat ihm auch noch der Rücken weh, wenn er sich nach vorne beugen musste. Er klagte über Brennen im Hals und Völlegefühl im Bauch, zudem hatte er regelmäßig Schwindelgefühle, und das Knie tat ihm auch noch weh. Damit nicht genug. Beim Wasserlassen hatte er auch gelegentlich den Eindruck, da sei »etwas blockiert« und würde »nicht richtig abfließen«.

Wir waren mit der Zeit völlig irritiert, weil sich bei diesem Patienten immer mehr Zipperlein offenbarten, je länger wir ihn untersuchten. Schließlich hatten wir neben seinen »Grunderkrankungen« noch mindestens fünfzehn weitere unterschiedliche Beschwerden notiert, die wir beim besten Willen nicht der Darmentzündung oder dem Asthma zuordnen konnten. Bevor wir unter die Augen des Professors traten, versuchten wir noch unser Gedächtnis zu schärfen und an ein paar besonders seltene Syndrome oder rare Komplikationen häufiger Krankheiten zu denken, an denen dieser dubiose Patient leiden könnte. Aber uns fiel nichts dergleichen ein.

Eine halbe Stunde später hatten wir dem Professor von unseren Erkundungen in der Welt der Kranken zu berichten. Akribisch erwähnten wir jedes Detail der körperlichen Untersuchung, jedes Lungengeräusch, das uns besonders rauh, und jeden Zwischenwirbelabstand, der uns ein wenig asymmetrisch vorkam. Wir hatten uns sogar auf ein unklares Herzgeräusch geeinigt; damit konnte man bei den Dozenten, die uns unterrichteten, meistens besonders viel Eindruck schinden. Im nachhinein habe ich den Eindruck, in diesem Praktikum ging es vor allem darum, Herzgeräusche zu identifizieren.

Von der Anamnese berichteten wir nicht viel, wir versuchten mit ein paar psychiatrisch klingenden Floskeln auszuschmücken, dass uns die Erzählungen und Abschweifungen des Patienten ziemlich wirr und zusammenhanglos vorkamen. Mit einem Satz erwähnten wir auch, dass er wohl über ein paar persönliche Probleme nicht so gut weggekommen sei.

Schließlich eröffneten wir dem Professor, dass wir zwar noch eine ganze Menge weiterer körperlicher Untersuchungsbefunde notiert hätten, besonders würde der Mann über Schmerzen an den verschiedensten Stellen seines Körpers klagen, aber wir könnten uns keinen Reim darauf machen und vermuteten deshalb, dass der Patient etwas wehleidig sei oder an einem seltenen Syndrom erkrankt sei, das wir nicht genau identifizieren könnten.

Der Professor lächelte nachsichtig, lobte uns für unsere genaue Beobachtung und sagte dann: »Machen Sie sich keine Sorgen, Sie haben schon alles richtig erkannt.« Nur auf die richtige Schlussfolgerung seien wir nicht gekommen. Der

Chefarzt spannte uns nicht lange auf die Folter: »Wenn ein Patient über Schmerzen oder andere Beschwerden an mehr als drei verschiedenen Körperregionen klagt, ist es psychisch.«

Ach so. Wir waren erleichtert. Wir hatten nichts falsch gemacht, sondern alles richtig erkannt. Die Probleme dieses Patienten waren psychischer Natur – das war nicht unsere Sache.

Auf Eierfang

Wie man sich Eierstock und Gebärmutter vorstellen muss,
wozu ein Tennisball im Medizinstudium dient,
was eine Patientin in der Gynäkologie befürchtet, und warum
der Chefarzt mehrere Sprachen spricht.

Der Unterricht in Gynäkologie und Geburtshilfe war normalerweise eher eine Freak-Show als eine medizinische Vorlesung. Das lag in erster Linie an dem Professor, der selbst schon eine gewisse Attraktion war. Er redete in breitestem Pfälzisch, und besonders legendär war seine Darstellung der weiblichen Anatomie. Der fast zwei Meter große, untersetzte Mann stellte sich dazu in der Mitte des Podiums vor den Hörsaalreihen auf, strich sich über seinen runden Bauch und Brustkorb und sagte: »Also, des hier, Herrschaften, mei Bauch, des is jetzt die Gebärmudder, müssen Sie sich vorschtelle.« Dann wedelte er mit ausgestreckten Armen wie eine flügellahme Ente, die nicht abheben kann, bewegte sie nach oben und unten und sagte: »Und des hier, Herrschaften, mei Arme, des sin die Eileider.«

Um anschließend den Eierstock mit einem sprungbereiten Ei zu demonstrieren, musste eine Studentin nach vorne kommen, sich auf einen Stuhl stellen und einen Tennisball in Höhe seiner aufnahmebereiten Arme halten.

»Und zack!« sagte er dann, hüpfte hoch und schnappte nach der Kugel wie ein Springteufel. »Jetzt springt das Ei – und der Eileider hat es.« Dabei hüpfte er in die Höhe und hielt mit triumphaler Geste den Ball in die Runde. »Ohne diese elementare Form der Frauenbewegung könnde das Wunder der Fortpflanzung nie geschehen, verschtehen Sie.«

Die kuriose Vorstellung hatte immerhin den Effekt, dass man sich die grundlegenden Ausführungen zu Anatomie und Pathologie der weiblichen Geschlechtsorgane besser merken konnte – zumindest die absurdesten Highlights seiner Darbietung, denn nicht alle seine schauspielerischen Einlagen waren so einprägsam.

Weniger geeignet war der pfälzische Mediziner hingegen für den Umgang mit Patientinnen. Eines Tages hatte er eine vielleicht sechzigjährige Dame in den Hörsaal mitgenommen. Sie war sichtlich verängstigt, wie sie da allein auf ihrem Stuhl vor vielleicht hundertfünfzig angehenden Medizinern saß. Sie wollte eigentlich nur wissen, wie es um sie stand.

»Die beiße net«, sagte der Professor. »Die wollen Sie nur gerne kennenlernen, um etwas zu lerne.«

Die Patientin war unsicher. »Na ja, ich weiß ja nicht, ob ich wirklich helfen kann«, sagte sie schüchtern und schaute in die große Runde des Hörsaals.

»Ich will den zukünftigen Dokters erst ein bisschen etwas von Ihnen erzählen«, entgegnete der Professor. »Damit die auch wissen, wen sie hier vor sich haben.«

Das war ja noch ein ganz freundlicher Anfang, aber plötzlich änderte sich der Tonfall, und der Herr Professor dozierte in einem übertriebenen Medizinerlatein, das von der Aussprache fast als Hochdeutsch durchgehen konnte: »Wir haben es hier mit einem Malignom der Ovarien zu tun, T3, N1, M1. Die histologische Differenzierung hat bedauerlicherweise eine infauste Prognose ergeben. Zudem Metastasen in multiplen Organsystemen. Des weiteren insuffiziente Leberfunktion und Inhibition der renalen Abflussverhältnisse.«

Was er gerade auf medizinisch gesagt hatte, bedeutete, dass die Frau einen ziemlich ausgedehnten Eierstockkrebs hatte, der sehr bösartig war und bereits an verschiedenen Stellen im Körper Tochtergeschwülste gebildet hatte, die die Arbeit der Leber und der Nieren einschränkten. Sie würde voraussichtlich nicht mehr sehr lange leben.

Die Patientin hatte zunehmend verwirrt geschaut, während uns der Herr Chefarzt vor ihren Augen und Ohren ihre düstere Zukunft ausmalte. Sie wollte nochmals wissen, wie es denn um sie bestellt sei und was sie zu erwarten habe.

Der Chefarzt machte jetzt wieder ganz auf vertraulich. Er beugte sich zu ihrem Stuhl hinunter, legte ihr einen Arm um die Schultern und sagte in breitem Pfälzisch: »Machen Sie sich keine Sorgen. Des Krebslein kriege mer schon.«

Doktorspiele

Wie angehende Mediziner auf die Erwähnung der
Unterleibsorgane reagieren, was für Rituale in Frankreich der
Arztwerdung vorausgehen, und von welchen Ärzten man später
bei intimeren Problemen nicht behandelt werden möchte.

Die Grobheit vieler Ärzte lässt sich immer wieder anschaulich erfahren. Das fängt früh in der Ausbildung an. Nicht als Patient, sondern auf der anderen Seite des Krankenbetts erlebte ich dies in Montpellier in Südfrankreich, wo ich im fünften und sechsten Semester Medizin studiert habe. Französische Mediziner heißen ihre Novizen mit erniedrigenden Ritualen in der eigenen Zunft willkommen – ähnlich wie das wohl Matrosen bei einer Äquatortaufe vollziehen und Soldaten, wenn neue Rekruten eingezogen werden. Die französischen Mediziner nennen das »bizoutage«.

Während einer morgendlichen Vorlesung zu Beginn des Semesters ging es los. Der ältere Jahrgang, zu dem ich gehörte, stürmte den Hörsaal und drangsalierte den jüngeren. Da jeder, der das Abitur geschafft hat, in Frankreich das Medizinstudium beginnen kann und erst nach einem Jahr in Abschlussklausuren ausgesiebt wird, sind erst die Studenten des zweiten Jahres Medizinstudenten, die sich ihres Studienplatzes sicher sein dürfen. Und dieser zweite Jahrgang wurde von unserem Jahrgang, dem dritten, nach französischer Medizinertradition begrüßt.

Der Professor, der gerade noch über Leberentzündungen doziert hatte, verließ fluchtartig den Hörsaal, als er uns kommen sah. Die stämmigsten Kommilitonen übernahmen die Ausgänge und verhinderten, dass sich ängstliche Jungmediziner aus dem Staub machten. Dann begann das Spektakel – das bis zum Abend aus anzüglichen Späßen und sexuell erniedrigenden Zwangsvorführungen bestand. Ein Student des jüngeren Jahrgangs bekam etwa den Bauch blau angemalt, eine Studentin wurde am Bauch rot bepinselt. Beide durften nur ihre Unterwäsche anbehalten und mussten sich aneinander reiben, bis die Farbe Lila um beider Bauchnabel herum entstand. Die Studenten des älteren Jahrgangs lachten, ihre Gesichter glühten, und zum ersten Mal bekam ich eine Ahnung von diesem ärztlichen Blick, der eine Mischung aus triumphalem Machtgefühl und dem Wissen um delikate Einzelheiten ist.

Einem anderen Studenten wurden Gesicht und Hals mit süßer Kondensmilch eingeschmiert und die Hände zusammengebunden. Eine auf die Bühne des Hörsaals gezerrte Studentin bekam einen Schwamm um den Po geschnallt und musste unter dem Gejohle der zukünftigen Ärzte mit Hüftbewegungen versuchen, dem Studenten die Sauce aus dem Gesicht zu wischen.

Ich entkam den fragwürdigen Übungen nur, weil ich neben einem anderen Kommilitonen aus Berlin stand, der wie ich fast zwei Meter groß und kräftiger gebaut war. Da wir im zweiten Studienjahr noch nicht in Montpellier gewesen waren und somit dieses Ritual verpasst hatten, wollten sie uns eigentlich nachträglich auch auf diese Weise begrüßen. Weil wir aber die Türsteher unter unseren französischen Kommilitonen deutlich überragten, kehrten die drei Häscher wieder um, die uns nach vorne ziehen wollten.

Nach Stunden im Hörsaal wurden die Jungmediziner mittags in die Stadt geschickt. Bis zum Abend mussten sie

Aufgaben erledigen – so sollten ein paar Studentinnen etwa ein Attest über die Unversehrtheit ihres Jungfernhäutchens beibringen oder auf einem Fotokopierer ihren Po ablichten lassen. Abends wurde dann beim abschließenden Fest ein Video der Veranstaltung gezeigt, wobei neben den zotigen Spielchen fast nur tiefe Ausschnitte in Großaufnahme zu sehen waren. Dieses halb prüde, halb pubertäre Verhalten der Medizinstudenten in Montpellier hatte nichts von leichter französischer Lebensart. Hier bekamen verklemmte Jung-mediziner bei jeder Gelegenheit rote Ohren.

In den nächsten Wochen rundete sich das Bild. Ich ver-stand nicht sofort, was es bedeutete, aber jedesmal wenn ein Dozent in der Vorlesung Begriffe wie Uterus, Hodenkrebs oder Sterilisation erwähnte, zischte der gesamte Hörsaal. Während ansonsten die Studenten jedes Wort des Professors mitschrieben und kaum tuschelten, erhob sich bei jedem Wort, das nur entfernt der Genitalregion zuzuordnen war, ein vielstimmiges »ksss, ksss«. Das stand lautmalerisch für Sex, wie mir ein Kommilitone aus Perpignan erklärte. Diese As-soziation hatte Frankreichs medizinischer Nachwuchs offen-bar schon, wenn nur Worte wie Harnröhre oder Geschwulst der Gebärmutter fielen.

Ich habe mir bei vielen dieser Kommilitonen vorgestellt, wie sie später eine Frau untersuchten oder ein Gespräch über Potenzprobleme führten. Das heißt, manchmal musste ich es mir nicht vorstellen. Manchmal erlebte ich später – allerdings in Deutschland – absurde Beispiele für fehlendes ärztliches Einfühlungsvermögen, so dass ich mir den jeweiligen Medi-ziner sofort als Rädelsführer der Doktorspielchen in Mont-pellier vorstellen konnte.

Auf Tauchstation

Welche Ärzte in der Klinik verachtet werden, was männliche
Patienten gerne hören, wie die Menge der Blutabnahmen
eingeschränkt werden kann, und was aus Ärzten wird,
die an ihrem Beruf zweifeln.

Er war definitiv fehl am Platz. Er hätte ein erstklassiger
Schmetterlingssammler werden können oder – wie sein
Bruder, von dessen Leben er uns immer wieder mal vor-
schwärmte – ein Erforscher alter Sprachen, der jahrelang
über alte Papyrusrollen gebeugt saß, um nach durchwach-
ten Nächten einen Halbsatz einer längst untergegangenen
Schriftsprache entziffert zu haben. Statt dessen war er Arzt
geworden und im Krankenhaus gelandet.

Wenn wir ihn auf unserer Station sahen, saß er zumeist
halb gebeugt auf der Bettkante eines Patienten oder er ver-
kroch sich hinter dem riesigen Schreibtisch in seinem Zimmer, wobei seine langen grauen Haare nach vorne fielen und
sein Gesicht wie ein Vorhang abschirmten. Auf dem Schreibtisch hatte er Bücher und Manuskripte zu einer Art Schutz-
wall gestapelt. Es war vor allem ein Sichtschutz. Kam man in
sein Zimmer, konnte man nie sehen, was er gerade las oder
sonst trieb.

Die anderen Oberärzte und sogar die Assistenzärzte ver-
achteten ihn, obwohl er mit Mitte Fünfzig der älteste und
erfahrenste unter ihnen war. Sie konnten mit seiner defen-
siven Art nichts anfangen, mit seinem so wenig ehrgeizigen
Wesen. Er hatte es zwar schon vor Jahren zum Oberarzt gebracht und mittlerweile sogar einen Professorentitel, der sich
mit den Jahren kaum vermeiden ließ, wenn man lange genug

an der Universität blieb. Aber er hatte keinen Hunger mehr – falls er ihn je gehabt haben sollte –, das sagte jedenfalls der Chefarzt über ihn.

Als ihn ein Student fragte, ob er eine Doktorarbeit für ihn habe und sie betreuen würde, lächelte er nachsichtig und sagte: »Ich habe mal vor zwanzig Jahren etwas über Allergien gegen Klinikhandschuhe und Gummiprodukte gemacht, aber das ist lange her und ich glaube nicht mehr so aktuell. Gehen Sie doch zu diesen jungen Menschen im Labor, die machen so moderne Sachen heute mit Gentechnik, Hirnforschung oder Elektrophysiologie.«

Ich mochte ihn, weil er gerne über Fußball redete und zu seinem Heimatverein, der Spielvereinigung Erkenschwick, hielt, obwohl dieser Club längst in der Oberliga Westfalen versackt war. Manchmal war die Arbeit mit ihm allerdings anstrengend, besonders wenn man Nacht- oder Wochenenddienst hatte und er ebenfalls zuständig war. Denn dieser Oberarzt schien sich immer versteckt zu halten, er war auf Tauchstation gegangen. Wenn die jungen Assistenzärzte ihn suchten und um Rat fragen wollten, war er kaum aufzufinden. Meistens war das ärgerlich, weil er sich dadurch den medizinischen Problemen entzog. Wenn man ihn doch fand und beispielsweise wissen wollte, ob ein Patient jetzt akut an die Dialyse musste und einen zentralvenösen Katheter bekommen sollte, legte er den Kopf schief und antwortete dann meistens mit einem gedehnten: »Gute Frage.«

Erst später stellten sich seine wahren Qualitäten heraus. Von allen auf Station war er es, der am ehesten das Motto mit Leben gefüllt hatte, das erfahrene Ärzte für wichtig halten: »Medizin ist die Kunst, den Patienten die Zeit zu vertreiben, während die Natur mit der Heilung beschäftigt ist.« Das stimmt natürlich nicht, wenn akute Gefahr besteht, aber bei vielen Krankheiten ist es eine hilfreiche Einstellung, weil die Folgen von Diagnose und Therapie manchmal schlimmer sind als die Beschwerden selbst. Der Oberarzt ging äußerst schonend und behutsam mit den Patienten um, sie litten nicht unter ihm. Ich kann mich nicht erinnern, dass er jemals einen invasiven Eingriff angeordnet hätte.

Sogar die Blutabnahmen schienen ihm leid zu tun, und er erzählte jedem neuen Assistenzarzt auf Station, dass man irgendwo in einer Klinik in Norddeutschland einen Versuch gemacht habe, der die Laboranforderungen dramatisch einschränkte: Die Ärzte hätten die Laborwerte aufschreiben müssen, die sie bestimmt haben wollten – und nicht nur auf einem Formblatt in kleinen Kästchen ankreuzen. Kaum wurde diese Neuerung eingeführt, sank die Anzahl der Anforderungen in dieser Klinik auf ein Drittel, und den Patienten wurden nicht mehr, wie jeden Morgen sonst üblich, vier, fünf Röhrchen Blut abgezapft, sondern nur noch zwei- oder dreimal in der Woche ein Röhrchen, manchmal zwei. Als er noch mehr Schwung hatte, hatte er beim Verwaltungsdirektor den Antrag gestellt, dieses Prinzip auch in der hiesigen Klinik anzuwenden, war aber an den Widerständen der Chefs der Klinischen Chemie und der Labormedizin gescheitert.

Deswegen hatte er sich jetzt ausschließlich auf die Betreuung der Patienten konzentriert. Er saß an ihrem Bett, redete über die fußballerischen Erfolge von Erkenschwick, Schalke und Borussia Dortmund, und zumindest die männlichen Patienten waren glücklich darüber. Aber auch für die weiblichen Patienten hatte er ein offenes Ohr.

So ging das einige Jahre, dann wurde er versetzt. Der Chefarzt hatte es endlich geschafft und setzte ihn ab. »Der war nur noch Ballast für uns«, sagte der Chef.

Fortan musste er in der Klinischen Chemie arbeiten und Laborbefunde aus internistischer Sicht bewerten. Das war reine Schikane.

Auf der Flucht vor den Kranken

Warum junge Ärzte unbedingt in die USA müssen, wie einer
schwerkranken Patientin optimale Lebensqualität bescheinigt wird,
und nach welchen Kriterien Chefarztstellen besetzt werden.

Gegen Ende des Studiums bot sich mir die Möglichkeit, ein knappes Jahr in einem renommierten Forschungslabor in den USA zu verbringen. Zuvor hatte ich noch eine Prüfung zu bestehen. Es lief alles recht gut, und ein kleiner, dicker Professor für ein theoretisches medizinisches Fach fragte mich anschließend, was ich nun vorhabe.

Ich erklärte ihm, dass ich ein Stipendium hätte und damit ein Forschungsjahr bestreiten wolle. Er fand das offenbar eine sehr gute Idee, aber dann sagte er zu mir: »Passen Sie auf, dass Ihnen dort nicht die Vorhaut abfällt.«

Ich wusste nicht, was er damit meinte, und fragte irritiert nach.

»Na, da sind doch alle Juden«, sagte er.

Das war einer der vielen schlechten Witze, die mich im Medizinstudium und später als Arzt begleitet haben. Es fing schon im ersten Semester an: »Befahrene Wege müssen gepflastert sein«, erklärte der Professor für Histologie beispielsweise in der Vorlesung. Der Experte für die mikroskopische Gewebeuntersuchung wollte damit darauf hinweisen, dass in der Vagina und im Mund ein besonders widerstandsfähiges Plattenepithel vorkommt – ein Gewebe, das in der schematischen Darstellung wie eine Straße mit Pflastersteinen aussieht.

Im Pathologiebuch, das wir alle benutzen und das noch heute das Standardlehrbuch ist, stand: »Der einzige Reiz, den alte Männer haben, ist der Hustenreiz.«

In einem Lehrbuch der inneren Medizin hieß es zur Unterfunktion der Schilddrüse, die bei Kindern zu geistigen Defiziten führen kann: »Wenn keine frühe Therapie, ist später kein Abitur mehr möglich.«

Das waren alles ebenso geschmacklose Bemerkungen wie jene mit der Vorhaut. Ärzte scheinen eine Vorliebe dafür zu haben, Vorurteile mit körperlichen Details erklären zu wollen. Mindestens so verwundert war ich aber über die anderen Reaktionen auf meine USA-Pläne. Ausnahmslos alle Mediziner aus dem universitären Umfeld rieten mir zu, das Forschungsjahr anzutreten. Sie hatten dabei allerdings nicht so sehr touristische Aspekte und vertiefte Sprachkenntnisse im Sinn – für mich eine wesentliche Motivation für den Trip –, vielmehr sei ein solcher Aufenthalt eine einmalige Chance, um kennenzulernen, wie wissenschaftlich auf hohem Niveau gearbeitet wird. Das sollte ich mir unbedingt anschauen.

Alle lobten und priesen die Forschung, erst recht in den USA. »IAG« sei wichtig für die Karriere. Das Kürzel steht für »in Amerika gewesen« und bedeutet, dass es für eine Medizinerlaufbahn entscheidend ist, ein paar Monate – oder besser Jahre – in einer Klinik oder einem Forschungsinstitut in den USA verbracht zu haben.

Ich selbst machte mir eher Gedanken darüber, ob ich die Zeit nicht lieber in Deutschland im Krankenhaus verbringen sollte, um meine medizinischen Kenntnisse und Fähigkeiten zu erweitern. Ein Oberarzt, den ich im Verlauf meiner Doktorarbeit kennengelernt hatte, winkte ab. Er brachte die Einstellung all der Mediziner, die ich fragte, auf den Punkt: »Mit Patienten haben Sie später noch genügend zu tun.«

Man konnte in der Tat den Eindruck gewinnen, dass Patienten von vielen Medizinern als unvermeidliches Übel des Arztberufs angesehen werden. In der idealtypischen Medizinerkarriere kommt das ja ebenfalls zum Ausdruck: Belohnt und befördert wird nicht derjenige Arzt, der sich besonders einfühlsam und mit viel Zeit und Hingabe um seine Patienten kümmert. Auch derjenige Arzt, der besonders gut und schonend untersuchen kann und die Krankengeschichte am sorgfältigsten erhebt, macht nicht unbedingt Karriere. Nicht einmal in den chirurgischen Fächern ist es so, dass derjenige weiterkommt, der am besten operieren kann. Im Gegenteil, häufig werden ausgerechnet diejenigen Mediziner später Chefärzte, die ihre Zeit im Labor statt am Krankenbett verbracht haben und die aufgrund ihrer Operationsweise eher gefürchtet als gesucht sind, weil es bei ihnen immer wieder zu Komplikationen gekommen ist.

Um Medizinprofessor an einer Universitätsklinik zu werden, aber auch bei der Besetzung von Chefarztpositionen an städtischen Krankenhäusern ist die wissenschaftliche Karriere gefragt. Wer in der Medizin weiterkommen will, muss etliche Fachartikel veröffentlichen und so tun, als ob er ein bedeutender Forscher wäre oder wenigstens auf dem Weg dahin. Die Chefarztstellen werden fast ausschließlich nach der Anzahl und Qualität der Publikationen beurteilt. Was der Bewerber für die Patienten bisher klinisch geleistet hat, ist unwichtig.

Früher zählte für die Bewertung der Veröffentlichungen die schiere Masse, heute gilt das Prinzip des »Impact-Faktors« – gemessen werden die Einschläge. Der Impact-Faktor bemisst die Güte einer Fachveröffentlichung, und die ist von der Zeitschrift abhängig, in der ein Beitrag veröffentlicht wird. Der Impact-Faktor schwankt zwischen 0,4 oder 0,8 für deutschsprachige Fachjournale und zwischen 15 und 30 für Top-Zeitschriften wie das *New England Journal of Medicine, The Lancet* oder *Nature*. Der Impact-Faktor ist ein Maß dafür, wie oft Artikel in anderen Fachblättern zitiert werden – damit soll ausgedrückt werden, wie erheblich oder unerheblich sie sind.

Leider sind die meisten medizinischen Beiträge für Patienten wie auch für die Forschung bedeutungslos. 90 Prozent aller Fachartikel, die jedes Jahr erscheinen, werden nie wieder in einem anderen Fachaufsatz zitiert. Das heißt, sie erscheinen, werden kaum zur Kenntnis genommen und verschwinden wieder in der Versenkung. Bei fast zwei Millionen Artikeln, die jedes Jahr in einer der nahezu zwanzigtausend medizinischen Fachzeitschriften weltweit erscheinen, ist das kein Wunder. Da jeder Arzt, der halbwegs unfallfrei das Alphabet beherrscht, seinen Artikel publiziert bekommt, wenn er sich beharrlich darum kümmert, wird ein Übermaß überflüssiger Fachtexte produziert. Die einzige Bedeutung, die diese Texte haben, besteht darin, dass sie die Stufen der persönlichen Karriereleiter erklimmen helfen.

Mediziner haben sich darauf eingestellt, Forschung nicht

allein aus Interesse, sondern als Karrierezweck zu betreiben. Wer einmal an einer Universitätsklinik gearbeitet hat, kennt die Schlagworte. »Publish or perish« – schreib oder vergehe, lautet das bekannteste. »Wer schreibt, der bleibt« ist eine Variante davon. Mediziner haben das Prinzip der MPU entwickelt; dieses Kürzel, unter dem Normalmenschen die Medizinisch-Psychologische Untersuchung zur Wiedererlangung des Führerscheins verstehen (umgangssprachlich »Idiotentest« genannt), steht bei Medizinern für »minimal publishable unit« – die kleinstmöglich publizierbare Einheit.

Entsprechend sieht die klinische Forschung an vielen Universitätskrankenhäusern aus. Mittels Salamitaktik werden Forschungsergebnisse immer weiter zerlegt, damit sie in verschiedenen Fachzeitschriften gestreut werden können. Extremfälle wissenschaftlich unerheblicher Labortätigkeiten werden in Kliniken unter dem Motto »dem Nachwuchs eine Chance« abgetan. Wirklich relevant für die Patienten ist selten eine Untersuchung.

Manchmal sind die Untersuchungen zwar nicht schlecht konzipiert, werden aber mangelhaft umgesetzt. Eine besonders absurde Variante wurde in einer Krebsabteilung entwickelt. Dort testeten einige Patienten eine neue Therapie gegen bösartige Tumore, und dazu wurde ihre Lebensqualität erhoben und wie gut sie die Behandlung vertrugen. Eine Patientin, die gerade in die Ambulanz kam, sah schlecht aus und war von den paar Schritten, die sie gegangen war, völlig außer Atem. Nachdem sie untersucht und befragt worden war und die Ambulanz verlassen hatte, trug die Assistenzärztin in der Rubrik Lebensqualität auf dem Studienbogen den Wert 100 ein – das war der Höchstwert. Ein anderer Arzt, der neu in der Klinik war, fragte, was das solle, die Patientin sei doch mit ihrer Lebensqualität allenfalls bei einem Wert von 70 oder 80, zudem habe sie ja geklagt, dass es ihr so schlechtginge. »Stimmt eigentlich«, sagte die Assistenzärztin. »Aber wir haben bei dieser Studie bisher immer den Wert 100 eingetragen.«

Es ist kein Vorwurf an die Ärzte, dass ihre Forschung in den Kliniken in den meisten Fällen nicht mit derjenigen mithalten kann, die in reinen Forschungsinstituten betrieben wird. Dort sind Biologen, Chemiker, Biochemiker und auch ein paar Mediziner ganztags damit beschäftigt, im Labor zu experimentieren und Versuche zu planen und auszuwerten. Das ist für klinisch tätige Mediziner schwierig, denn sie können, wenn sie auf Station oder in der Ambulanz eingeteilt sind, allenfalls in der Mittagspause und nach Feierabend als Hobbyforscher im Labor vorbeischauen und so tun, als würden sie wissenschaftlich arbeiten.

Dass diese Art Forschung nicht mit der mithalten kann, die von anderen, besser ausgebildeten Naturwissenschaftlern hauptberuflich betrieben wird, liegt auf der Hand. Man muss schon sehr genial sein, um ein Pensum in der Mittagspause und während zwei, drei Stunden am Abend zu leisten, mit dem sich andere Wissenschaftler ganztags kontinuierlich beschäftigen. Doch niemandem in der Medizin scheint das etwas auszumachen. Was man den Ärzten allerdings vorwerfen kann, ist, dass trotzdem die wissenschaftliche Aktivität und die Fachartikel darüber entscheiden, wer als Arzt Karriere macht und wer nicht. Seit Jahren ist dieses Dilemma bekannt.

In der Praxis führt das dazu, dass die Ärzte, die Karriere

machen wollen, sich schon frühzeitig vor der Stationsarbeit drücken und der zeitaufwendigen Arbeit mit Patienten entfliehen, wann immer das möglich ist. In der Mittagspause und am späteren Nachmittag verziehen sie sich ins Labor, um dort den Medizinisch-Technischen Assistentinnen Anweisungen für die Experimente zu geben. Am Wochenende müssen sie Kongressvorträge oder Fachartikel schreiben, und wenn es besonders auf Station brennt und jede helfende Hand benötigt wird, müssen sie garantiert zu einer wichtigen Tagung, um ein wissenschaftliches Poster vorzustellen oder einen Kurzvortrag zu halten.

Natürlich befinden sich die Mediziner, die auf Station eingeteilt sind und gleichzeitig forschen wollen oder müssen, selbst in einem Dilemma, da sie von den Stationskollegen, die mehr Einsatz für die Patienten fordern, ebenso unter Druck gesetzt werden wie von den Chefs, die greifbare Forschungsergebnisse für den nächsten Kongress einfordern und davon die weitere Förderung abhängig machen.

Schlimm an diesem System der medizinischen Karriere ist, dass die in der Forschung herumwerkelnden Jungmediziner häufig die Rückendeckung der Chefärzte genießen und deswegen immer wieder von der Stationsarbeit freigestellt werden. Jeder Assistenzarzt kennt die Situation und leidet unter diesen ärztlichen Kollegen, die sich teils zwangsläufig, teils, weil sie sich drücken, weniger um die Patienten kümmern und sich bei jeder sich bietenden Gelegenheit ins Labor abseilen.

Später werden aus solchen Medizinern in vielen Fällen Chefärzte, die medizinisch zuwenig Erfahrung haben, weil sie sich in der Patientenversorgung zu oft aus dem Staub gemacht haben. Sie werden zu Chefärzten, die sich nicht intensiv genug mit den Nöten und Sorgen der Patienten auseinandergesetzt haben, weil das zuviel Zeit gekostet hätte und zu Lasten der Forschung gegangen wäre. Diese Chefs fördern wieder Nachwuchsärzte, die wieder viel zu lange viel zu schlechte Forschung machen und die Patienten vernachlässigen. Das System verewigt sich selbst.

Diese Haltung ist bis in die höchsten Gremien der Universitäten und Kliniken hinauf verbreitet. »Für die Arbeit mit den Patienten haben wir schließlich unsere Oberärzte«, bekam ein Mediziner während seines Vorstellungsgesprächs zu hören. Er hatte sich um eine Professur an einer deutschen Universitätsklinik beworben und neben seinen Forschungsleistungen auch seine erhebliche klinische Erfahrung ins Feld geführt. Als zukünftiger Chef müsse er vor allem Forschungsgelder anwerben, die Klinik nach außen repräsentieren und sich darum kümmern, dass die Finanzen solide blieben und in seinen Abteilungen nicht zuviel Verlust gemacht würde. Mit medizinischer Arbeit, womöglich gar mit Patienten solle er sich nicht zu lange aufhalten.

Der Ausgang des Bewerbungsgesprächs war absehbar. Die Stelle bekam der Mediziner nicht. Sie wurde mit jemandem besetzt, der sein bisheriges Berufsleben als Arzt fast ausschließlich im Labor verbracht hatte.

Es ging bei dieser Professur übrigens nicht um ein theoretisches Fach wie Mikrobiologie oder Anatomie, sondern um die Besetzung einer Chefarztstelle für Kinderheilkunde.

10. Kunstfehler im System –
Medizin vor Gericht

Schraube in der Schlagader

Was ein Unfallchirurg unter Material versteht, warum keiner wissen will, was unübersehbar ist, welche Dinge sich so im Körper von operierten Patienten wiederfinden, was bei einer Blitzkarriere alles auf der Strecke bleibt, und welche Folgen die einseitige Ausbildung der Mediziner haben kann.

Der Unfallchirurg sitzt auf dem Rücksitz der Mittelklasse-limousine seines Anwalts und redet. Er ist aufgebracht, denn er versteht nicht, was um ihn herum geschieht und warum plötzlich alle gegen ihn sind. Er sieht sich in der Rolle des Opfers, zu Fall gebracht durch Neider und Intriganten. Er redet und redet. Über die gute Atmosphäre an der Universitätsklinik, an der er während seiner Ausbildung bis vor kurzem sieben Jahre lang tätig war, über seinen Berufsweg und die steile Karriere, die er gemacht hat.

»Hier ist die Brutstätte«, sagt er, als das Klinikumsgelände in Sichtweite kommt, auf dem er früher tätig war, »hier atmet man doch förmlich die gute Organisation und die Effizienz der Abteilung.« Etwas leiser fügt er noch hinzu: »Das wollte ich in meinem neuen Einsatzgebiet doch auch.«

Aber dort kam alles anders. Einer Anklage wegen vorsätzlicher Körperverletzung in drei Fällen sowie wegen Abrechnungsbetrugs musste er sich stellen. Das Wissenschaftsministerium hatte ein Disziplinarverfahren eingeleitet. Seit langem ist der Chirurg von seiner klinischen Tätigkeit beurlaubt.

Auf eigenen Wunsch, sagt er fast trotzig. Auf massiven Druck durch Klinikumsvorstand und Rektorat, betonen andere. Kaum einer aus dem Umfeld des Universitätsklinikums rechnet damit, dass der Unfallchirurg seine Arbeit jemals wiederaufnehmen wird. Dabei hatte er noch soviel vor.

»Ich sollte die Operationszahlen erhöhen und dafür sorgen, dass endlich mehr publiziert wird«, sagt der Mediziner, »deswegen bin ich doch geholt worden.«

Er hatte viele Pläne, als er anfing. Bisher hatte ja auch immer alles so gut geklappt in seinem Leben: Mit dreißig Jahren war er Facharzt, mit einunddreißig habilitiert und Oberarzt. Mit Ende Dreißig dann wurde er Chefarzt und Lehrstuhlinhaber für Unfallchirurgie, einer der jüngsten im Lande in dieser Position. Jetzt wollte er eine »Hochleistungsgruppe« aufbauen, wie er es nennt, klinisch und wissenschaftlich die Unfallchirurgie wieder auf Vordermann bringen.

»Doch mit diesen Mitarbeitern?« erregt er sich. »Die zogen einfach nicht mit.« Dann sagt er, dass seine neuen Untergebenen Schuhe in die Klinik angezogen hätten, die würden andere Leute nicht mal in den Garten anziehen. Er spricht von der notwendigen Konkurrenz unter den Ärzten an einer Universitätsklinik, redet deutsch und englisch durcheinander von »Competition«, Ehrgeiz, Leistungswillen und »Corporate Identity«, Eigenschaften, wie er sie für jede ärztliche Tätigkeit an einem »Krankenhaus der Maximalversorgung« nun einmal für unabdingbar hält.

»Aber davon wollte der Verwaltungschef ja nichts wissen. Gibt einem solches Material, so einen Schrott.« Damit meint er die Ärzte, die sein Vorgänger eingestellt hatte und die in der Abteilung arbeiteten, als der neue Chef berufen wurde und sie übernahm. »Die waren fünfzig Jahre alt und noch nicht habilitiert«, sagt er.

Das »Material« war widerspenstig. Der neue Unfallchirurg muss seinen neuen Mitarbeitern denn auch direkt gesagt haben, dass er von ihren bisherigen Leistungen wenig hielt: Zu alt, zuwenig publiziert, zuwenig engagiert.

»Denen fehlte doch jeder Biss«, sagt er später, »die waren auch nicht mehr an eine andere Klinik verkäuflich.« Dem Chirurgen kommt nicht in den Sinn, dass es Mediziner gibt, für die Karriere und Erfolg nicht oberste Priorität haben und die trotzdem gerne an einer Universitätsklinik mit Patienten arbeiten.

»Manche Menschen werden zu Angstbeißern, wenn man ihnen keine Möglichkeit lässt, ihr Gesicht zu wahren«, sagt der ehemalige Chef des Angeklagten, den wir besuchen.

Drei Oberärzte haben mit ihren massiven Vorwürfen die Affäre um den Unfallchirurgen ins Rollen gebracht. Sie beschwerten sich bei der Bezirksärztekammer über sein Verhalten und warfen ihm etliche Fehler vor.

War es aus persönlicher Kränkung oder aus wirklicher Sorge um die Patienten? Dann hätten sie allerdings auch schon früher auf einer Klärung der Umstände beharren können.

Der ehemalige Chef des angeklagten Chefarztes spricht ruhig und besonnen über seinen Zögling. Der sitzt derweil nervös im Wartezimmer und blättert in einer Illustrierten. Er war der Musterschüler.

»Alles, was ich bin, verdanke ich ihm«, sagt der junge Unfallchirurg selbst über seinen akademischen Lehrer. Der lobt wiederum an seinem Schützling dessen Auffassungsgabe, die Intelligenz und den unbedingten Erfolgswillen. »Er ist allerdings auch ungestüm«, sagt der ältere Chef, »und nimmt bei dem Tempo, das er vorlegt, nicht unbedingt auf die Langsamsten Rücksicht.«

Da der Chef die fachlichen Fähigkeiten seines Zöglings außerordentlich hoch einschätzte, hat er ihn an dienstälteren Medizinern vorbei befördert. Zunächst gab es Neid unter den Kollegen, doch dann wurde anerkannt, dass er mehr arbeitete und schneller lernte. Er sei in dieser Zeit völlig monoman gewesen, sagt der angeklagte Chirurg während der Rückfahrt im Auto über diese Zeit. Von der Stadt kenne er nur den Flughafen, den Bahnhof und die Klinik. Ach ja, seine Tochter ist auch dort geboren worden, fällt ihm später ein.

Die Eigenschaften des jungen Chirurgen müssen die Berufungskommission an der Universitätsklinik überzeugt haben, an der er sich beworben hatte. Er wurde unter vierunddreißig hochkarätigen Bewerbern ausgewählt, obwohl er der jüngste war. Sein bisheriger beruflicher Werdegang war makellos, typisch für eine deutsche Universitätskarriere: schnell, einseitig, viele Publikationen, wenig klinische Erfahrung.

Der chirurgische Lehrer des Angeklagten gibt aber auch Hinweise darauf, warum es zu den Fehlern in der Unfallchirurgie gekommen sein könnte. »Die Zeit der Zehnkämpfer ist vorbei«, sagt er. Das Fach ist in verschiedene Unterdisziplinen zerfallen. »Auf seinem Spezialgebiet gehört mein Schüler eindeutig zur Spitzengruppe«, sagt er. Möglich, dass er deshalb weniger Erfahrung in der Operation von Knie, Hüfte und Schulter habe.

»Man muss wissen, was man sich zutrauen kann und was nicht«, fügt der ältere Chirurg hinzu »und manche Operationen Kollegen überlassen, die dies besser können.«

Wie macht man das in einer Abteilung, die nicht hinter einem steht und die man selbst verachtet und für »Schrott« hält? Wie entwickelt man Selbstkritik, wenn man so jung ist und fast alles erreicht hat?

Was immer der Unfallchirurg auch Entlastendes über seinen ehemaligen Schüler sagt, es scheint wenig zu nützen. Zu eindeutig ist die Stimmung gegen den jungen Arzt. Sollte es nicht zu einem Berufsverbot kommen, hofft die Universität darauf, ihn mit einer Abfindung dazu zu bewegen, seine Position aufzugeben. Die Affäre war dem Klinikumsvorstand und dem Wissenschaftsministerium lästig, es sollte endlich wieder Ruhe in der Unfallchirurgie einkehren.

Der Chirurg selbst hat nicht wahrgenommen, wie sein ehemaliger Chef feststellt, dass er an der neuen Stelle »mit seiner Art ins offene Messer läuft«. Er kommt sich als Sündenbock vor, der zu Unrecht von der Klinik fallengelassen wird. Mit seinem Anwalt versucht er, die einzelnen Vorfälle in der Chirurgie vor Gericht zu rekonstruieren und darzulegen, warum er wann und wie richtig gehandelt hat. Selbstzweifel hat er keine.

Vor Gericht ist es dann schwer zu beurteilen, welche Zeugenaussagen erschütternder sind im Prozess gegen den Chefarzt der Unfallchirurgie: jene der Patienten, die von Schmerzen, Komplikationen und bleibenden Schäden berichteten? Oder die Bekenntnisse der früheren Mitarbeiter, die in einer irritierenden Mischung aus Angst, vorauseilendem Gehorsam und fehlender Zivilcourage mit ansahen, wie notwendige Eingriffe nicht oder falsch erfolgten und Komplikationen vertuscht wurden?

Die Vorwürfe, die vor dem Landgericht zur Sprache kommen, lesen sich wie ein Musterkatalog der Kunstfehler: Einmal wurde ein sogenanntes Bauchtuch zur Blutstillung in der Operationswunde im Brustkorb vergessen, ein anderes Mal brach bei einer Schulteroperation die Bohrerspitze ab und wurde unter falschem Vorwand bei einem erneuten Eingriff wieder herausgeholt, der nur deshalb nötig geworden war. Schienen zur Beinverlängerung wurden falsch montiert, lebensbedrohliche Infektionen nicht erkannt oder nicht ausreichend behandelt.

Dieser Fall wurde zum Lehrstück darüber, wie mangelnde Selbstkritik und nicht vorhandene Selbstreinigungskräfte des ärztlichen Standes die Medizin in Verruf bringen können und das Misstrauen der Patienten schüren. So missglückte dem Unfallchirurgen bei einer vierundzwanzigjährigen Patientin nach einem schweren Verkehrsunfall eine operative Beinverlängerung. Es kam immer wieder zu Infektionen und Komplikationen, jahrelang litt sie in der Folge an einer chronischen Knochenentzündung.

»Ich habe den Chefarzt täglich darauf hingewiesen, dass wir handeln müssen, als bei der jungen Frau das Bein anschwoll und eine lebensgefährliche Blutvergiftung drohte«, sagt eine der Oberärztinnen der Abteilung vor Gericht aus. »Er meinte, er sehe das anders. Er war der Chef. Ich wusste nicht, was ich machen sollte.«

Kann es sein, wundern sich die Richter, dass es von der Hierarchie an einer Universitätsklinik abhängt, ob ein Mensch überlebt oder nicht?

Dabei kam der dynamische Chefarzt anfangs gut an. Patienten wie Mitarbeiter waren von dem korrekt gescheitelten Mediziner zunächst angetan, der sieben Tage die Woche in der Klinik war und abends nochmals bei Patienten zur Visite vorbeischaute, wenn er nicht Kongresse besuchte. Die Klinikleitung sah ihre Hoffnung bestätigt, dass mit dem neuen Chefarzt endlich die Fallzahlen erhöht und Impulse für die Forschung gesetzt wurden.

Doch der medizinische Musterschüler, der sich selbst als »kometenhaftes Sternchen« sah, blieb nur kurze Zeit ein Vorbild für seine Mitarbeiter. »Schon bald häuften sich die Vorfälle, die ich nicht verstanden habe«, sagt eine ehemalige Oberärztin. Patienten wurden demnach angeblich über den wahren Verlauf einer Operation im unklaren gelassen, über misslungene Eingriffe oder Fehler sollte in der Abteilung kaum gesprochen werden. »Das Wort Eiter durften wir nicht benutzen«, erinnert sich ein junger Assistenzarzt vor Gericht, »das war ein ausdrücklicher Befehl.«

Mehrere Oberärzte beschwerten sich bei der Klinikleitung über die Zustände in der Abteilung – über geschönte Arztbriefe, Operationsfehler, nicht behandelte Infektionen und Falschaussagen gegenüber Patienten. Reaktionen gab es vorerst keine.

»Nicht nur mit dem Chefarzt konnten wir nicht über Komplikationen reden, auch eine Etage höher verhallten unsere Anfragen ohne Konsequenzen«, gibt einer der Oberärzte vor Gericht zu Protokoll. Und eine Assistenzärztin schildert, wie sie die »verbalen Balanceakte« in der Abteilung für sich verarbeitet hat und nicht ausgesprochen hat, was jeder wusste: »Wir haben schlechte Witze gemacht. Dabei hätten wir gehen sollen.«

Nach ihrer erfolglosen klinikumsinternen Beschwerde wandten sich einige Oberärzte an den pensionierten Chefarzt einer städtischen Klinik. Der alarmierte Mediziner war »erschüttert und entsetzt« und informierte sofort den Chef der Allgemeinchirurgie. Der ließ sich die Vorkommnisse schildern, unternommen wurde nichts.

»Die Informationen müssen irgendwo in der chirurgischen Klinik steckengeblieben sein«, versuchte der Leitende Ärztliche Direktor des Uniklinikums die Untätigkeit der Klinikleitung später zu erklären.

Für einen Patienten hatte die Untätigkeit fatale Folgen. Der Vierunddreißigjährige wurde von dem Unfallchirurgen operiert, da er nach einem Unfall immer noch starke Beschwerden an der Hüfte hatte. Bei dem Eingriff zur Stabilisierung der Beckenknochen durchtrennte der Chirurg, ohne es zu merken, die das Bein versorgende Schlagader und durchlöcherte mit einer Schraube die große Beckenvene. Das Bein blieb zwölf Stunden lang ohne Blutversorgung. In der Folge konnte der Patient nur auf Krücken gestützt gehen. Sein linkes Bein konnte er nicht spüren, nicht bewegen, nicht belasten. Womöglich muss es irgendwann amputiert werden.

Als die Umstände dieses Falls vor Gericht genauer erörtert werden, bohrten die drei Richter nach: Wer hatte wen über das kalte Bein des Patienten informiert und wann? Warum ist so viel Zeit verstrichen, bis der Patient erneut operiert wurde? Hat sich niemand am nächsten Tag gefragt, ob es außer der misslungenen Operation noch weitere Versäumnisse gab? Die Richter insistieren. Die Fragen richten sich nicht an den Angeklagten, dessen brachiales Vorgehen während der Operation der Ausgangspunkt für den tragischen Verlauf war. Sie werden einem jungen Assistenzarzt gestellt, der damals mit einem Kollegen auf der Intensivstation eingeteilt war.

»Wenn ein Körperteil nicht durchblutet wird, zählt jede Minute«, sagte der Zeuge. Die Operation war um 15 Uhr nachmittags beendet. Trotzdem dauerte es mehr als zwölf Stunden – bis 3.50 Uhr in der Nacht –, bis in einem zweiten Eingriff die Gefäße wieder rekonstruiert wurden. Zwölf Stunden zu lang. Die Unterlagen aus dem Aufwachraum zeigen, dass die letzte viertelstündliche Kontrolle von Puls und Blutdruck um 18 Uhr dokumentiert ist. Es ist naheliegend, dass der Patient kurz darauf auf die Intensivstation kam.

»Was ist zwischen 18 Uhr und 23 Uhr geschehen?« fragt der Vorsitzende Richter. »Dieser Fall mit diesen Komplikationen muss doch am nächsten Morgen Tagesgespräch in der Klinik gewesen sein. Hat man sich nicht gefragt, wer war wann verantwortlich, wer hat womöglich etwas versäumt?«

Erst gegen Mitternacht wurden die Blutgefäße bei dem Patienten mit Hilfe von Kontrastmittel untersucht, weitere vier Stunden verstrichen bis zur erneuten Operation. Der Zeuge kann sich nicht erinnern, nur daran, dass er den Chefarzt nicht mehr gesehen habe. Der Chefarzt selbst hatte ausgesagt, er habe am Abend noch nach dem Patienten gesehen und keine Auffälligkeiten festgestellt.

Was nach dem misslungenen Eingriff mit dem Patienten geschah – oder soll man besser sagen: nicht geschah? –, konnte nicht mehr lückenlos rekonstruiert werden.

Der medizinische Gutachter, selbst ein Unfallchirurg, der sich anfangs in einer schriftlichen Stellungnahme vor Gericht noch zurückhaltend geäußert hat, wird im weiteren Verlauf des Prozesses immer unwirscher, da ihm die Methoden des angeklagten Unfallchirurgen und seine zur Schau gestellte Selbstherrlichkeit offenbar zunehmend missfallen.

»Das ist Freistil«, sagt der Gutachter, nachdem der Chirurg vor Gericht dargestellt hatte, wie er eine der Operationen begonnen hatte, bei der es zu Komplikationen kam.

Trotz des dramatischen Zwischenfalls mit dem Patienten, dessen Bein halb abgestorben ist, machte sich das Klinikum auch in der Folge noch nicht an die Aufklärung der Vorwürfe. Erst als der Staatsanwalt ermittelt, beginnt das Klinikum, die Abteilung genauer unter die Lupe zu nehmen. In einem kurzen Gutachten eines anderen Chirurgen werden jedoch kaum Versäumnisse des forschen Operateurs festgestellt. Erst nachdem dieses Gutachten wegen seiner harmlosen Aussagen in die Kritik gerät, rückt das Klinikum offiziell von dem in Bedrängnis geratenen Chirurgen ab.

Die Richter sprechen den Unfallchirurgen in drei Fällen der fahrlässigen und in einem Fall der vorsätzlichen Körperverletzung für schuldig, halten sich aber an das unterste mögliche Strafmaß: Der Mediziner wird zu einer Geldstrafe von 24 300 Euro verurteilt. Der Staatsanwalt hatte 100 000 Euro Geldstrafe, ein dreijähriges Berufsverbot und eine zur Bewährung ausgesetzte Strafe von zwei Jahren beantragt, die automatisch die Entfernung aus dem Beamtenverhältnis bedeutet hätte.

Das Gericht dagegen wertete es als entlastend, dass die Akten zu den folgenreichsten Fällen unauffindbar waren. Nur wenige Unterlagen wurden im Keller des Angeklagten sichergestellt, andere fanden sich unter dem Sofa in seinem Büro, nachdem er bereits vom Dienst suspendiert war. Als strafmildernd sah es der Richter zudem an, dass es nach dem Verfahren für den Mediziner aussichtslos sei, in Deutschland einen vergleichbaren Posten zu bekommen.

Später versuchten die Verantwortlichen im Klinikum die Affäre als »sehr bedauerlichen« Einzelfall zu sehen, der »großen Schaden« über die Klinik gebracht hatte.

Fehler bei der Berufung? Das wollte keiner zugeben, vielleicht weil viele der Professoren selbst aufgrund ihrer Publikationen und nicht nach ihrer klinischen Erfahrung ihre Stelle bekommen haben. »Jugend an sich ist kein Nachteil«, sagte beispielsweise der Ärztliche Direktor des Klinikums. »Sie hätten mal die Bewerbung sehen sollen.«

Dass bei einer Blitzkarriere klinische Fähigkeiten, operatives Geschick und Menschenkenntnis gelegentlich auf der Strecke bleiben, schien den Berufungsgremien nicht klar zu sein – oder es wurde bewusst in Kauf genommen.

»Wir haben die soziale Kompetenz des Kandidaten nicht richtig eingeschätzt und Defizite in seiner Personalführung zu spät erkannt«, sagte der Leiter des Klinikums später.

Schwierige Fehlersuche

Warum viele Ärzte ihren Beruf kein zweites Mal ergreifen würden, warum Kunstfehler und Komplikationen nicht mit Verkehrsunfällen verglichen werden dürfen, und wieso Mediziner ihren Patienten die Wahrheit lieber verschweigen.

Ärzte tun sich immer noch schwer damit, Fehler einzugestehen. Der erste deutsche Kongress für Patientensicherheit in der Arzneitherapie fand erst im Frühjahr 2005 statt. Dass auch der Deutsche Chirurgenkongress im Jahr 2005 das Motto Patientensicherheit wählte, war neu und wies darauf hin, dass das Thema nicht länger tabuisiert werden sollte.

Dieser neuartige selbstkritische Umgang mit dem eigenen Stand fällt in eine Zeit der ärztlichen Verunsicherung. Zwar belegen Ärzte permanent die Spitzenposition, wenn es um das Sozialprestige der Berufe geht, das seit mehr als fünf Jahrzehnten vom Allensbacher Institut für Demoskopie ermittelt wird. Wann immer danach gefragt wurde, belegten die Mediziner Platz eins. Doch diesem Ansehen in der Bevölkerung stehen zunehmend Zweifel der Ärzte an der eigenen Arbeit gegenüber; es dominieren Skepsis und Pessimismus.

In den vergangenen Jahren ist dies durch viele Untersuchungen belegt worden: Eine Umfrage unter Berliner Assistenzärzten ergab, dass fast die Hälfte der Teilnehmer eine andere Ausbildung wählen würden, wenn sie sich erneut entscheiden könnten. Von Praxisärzten in Hessen gab mehr als die Hälfte an, dass sie dem eigenen Nachwuchs nicht zum Arztberuf raten würde. Und eine Umfrage der Universität Erlangen-Nürnberg unter niedergelassenen bayrischen Ärzten ergab, dass 78 Prozent ihrer Arbeit »resignativ oder unzufrieden« gegenüberstehen. 36 Prozent dachten schon daran, die Praxis aufzugeben, nur 42 Prozent würden wieder eine übernehmen oder neu eröffnen.

Die kritische Selbsteinschätzung des eigenen Berufs hat nicht nur finanzielle Gründe, auch der Wandel der ärztlichen Profession spielt eine Rolle: Nach den Heldenjahren der Medizin zwischen 1950 und 1980 (in dieser Zeit setzten sich Antibiotika, Dialyse, Kernspin, Computertomographie, Herzschrittmacher und Organverpflanzungen durch) müssen viele Ärzte lernen, dass sie weniger heilen als vielmehr oft nur lindern können. Die Zahl der chronisch Kranken steigt. Die Zahl derer, die sich krank fühlen, bei denen Ärzte aber keine krankhaften Befunde erheben können, steigt auch. Und die Vorwürfe, die Mediziner sich – trotz ihres hohen Sozialprestiges – von einer kritischen Öffentlichkeit anhören müssen, werden ebenfalls lauter.

Das ist ungewohnt für Ärzte. Wie schwierig der Umgang mit ärztlichen Fehlern ist, zeigten die Chirurgen, obwohl sie das Thema selbst auf die Tagesordnung gesetzt hatten. Ihr Präsident hatte während des Kongresses im Jahr 2005 Zahlen aus den USA zu »unerwünschten Ereignissen« im Krankenhaus präsentiert. Ein paar Tage später empörte er sich dann über das Presseecho. Viele Zeitungen hatten die Zahlen aus den USA auf Deutschland übertragen und waren zu dem Ergebnis gekommen, dass in der Chirurgie jährlich mehr Menschen sterben als bei Verkehrsunfällen.

Dabei hätten die Chirurgen statt dieses Vergleichs ein bisschen Lob gebraucht, fanden sie im nachhinein. Für ihren Mut und für die neuen Wege, die sie beschritten hatten. Schließlich hatten sie sich dem Thema Komplikationen, Kunstfehler und Patientensicherheit gewidmet und öffentlich über Risiken sowie unerwünschte Nebenwirkungen ihres Berufs diskutiert. Das hatte bisher kaum eine medizinische Fachdisziplin so offensiv betrieben.

»Aber statt dass jemand schrieb: ›Prima, habt ihr gut gemacht – endlich stellt ihr euch diesem heiklen Bereich‹, gab es einen Aufschrei«, erinnerte sich ein Chirurgie-Chefarzt. »Es wurde fast nur reißerisch und unsachlich über unseren Vorstoß berichtet.«

Besonders störte die Chirurgen seinerzeit, dass auch Artikel in seriösen Zeitungen mit Überschriften wie »Mehr Tote in der Medizin als im Straßenverkehr« versehen waren.

Chirurgen sind, wie alle Mediziner, empfindlich, wenn es um die Folgen ihres Tuns geht – denn falsch waren die Überschriften nicht: Im Straßenverkehr sterben in Deutschland mittlerweile weniger als siebentausend Menschen jährlich. In der Medizin hingegen ist vorsichtigen Schätzungen zufolge hierzulande jährlich mit mindestens sechzehntausend Toten aufgrund von Zwischenfällen oder Fehlern allein durch Medikamente zu rechnen. Das hat in den seltensten Fällen mit Pfusch zu tun. Häufig sind Wechselwirkungen von Arzneimitteln die Ursache oder auch Dosierungsfehler, die auf Ärzte wie Patienten zurückgehen können. Würde man Zahlen aus Norwegen, Großbritannien und den USA auf Deutschland übertragen, käme man sogar auf fünfzig- bis sechzigtausend Todesfälle in der Medizin. Genauere Erhebungen gibt es nicht.

Bis heute gibt es unter Medizinern zwei Sichtweisen, die sich sowohl bei Kunstfehlerprozessen als auch in der Aufklärung wissenschaftlichen Fehlverhaltens immer wieder beobachten lassen: Die eine Gruppe fürchtet beim offensiven Umgang mit Fehlern nicht nur juristische Folgen, sondern auch, dass sie Vertrauen und Anerkennung der Patienten verliert. Sie setzt auf eine Wagenburgmentalität und glaubt, dass der Medizinbetrieb selbst ärztliche Fehler am besten bereinigen kann.

Kommt es doch zu einer öffentlichen Aufarbeitung von Behandlungsfehlern, ist immer wieder eine Erklärung zu hören: Der betreffende Arzt müsse Feinde gehabt haben, sonst wären die Vorkommnisse intern geblieben und nicht über die Klinikmauern nach außen gedrungen. Die Scheu der Ärzte, ihre Anfälligkeit für Irrtümer und Fehler einzugestehen, könnte daran liegen, wie Fehler bewertet werden: In Deutschland werden Fehler oft mit Schuld gleichgesetzt. Dabei trägt nicht jeder automatisch Schuld, der einen Fehler macht.

Die andere Gruppe unter den Medizinern glaubt, dass allein der offene Umgang mit Fehlern, Mängeln und Komplikationen die Patienten überzeugt. Demnach sollten Ärzte selbstkritisch sein, die Patienten einbeziehen und ihre Zweifel und Unsicherheiten vermitteln. Die Gratwanderung besteht allerdings darin, dadurch nicht unglaubwürdig zu wirken oder Patienten den Mut zu nehmen.

Einen vernünftigen Umgang mit Fehlern gibt es an deutschen Krankenhäusern nur in Ausnahmefällen. In aller Regel werden die eigenen Fehler unter den Teppich gekehrt. Statt Fehler gemeinsam mit Kollegen zu besprechen, um sie in Zukunft besser vermeiden zu können, wird auf den Fehlern der Kollegen – am besten aus anderen Disziplinen – herumgehackt. Das Zugeben eines Fehlers wird sehr häufig mit Schwäche und Inkompetenz gleichgesetzt. Dass dieses Verhalten das Lernen während der Ausbildung behindert, junge Mediziner einschüchtert und die Versorgung der Patienten verschlechtert, ist offensichtlich.

Dabei führt in der Medizin der Weg des Fortschritts mitunter über Leichen – auch darüber müssen Ärzte in der Öffentlichkeit reden. Denn trotz aller Experimente im Labor und an Tieren muss in der Erprobung neuer Behandlungsformen irgendwann der Übergang vom Tier- zum Menschenversuch erfolgen. Und auch bei Operationen und anderen Eingriffen gibt es trotz aller Umsicht und Erfahrung immer wieder Komplikationen, die nicht vorausgesehen und verhindert werden können.

Wenn Menschen im Spiel sind, gibt es nie die Gewissheit,

dass es trotz aller Vorsichtsmaßnahmen nicht zu Zwischenfällen kommt. Dies bestätigen auch Ereignisse in Großbritannien und Deutschland: In London rangen sechs Patienten mit dem Tod, nachdem sie im März 2006 an Medikamententests teilgenommen hatten. In Düsseldorf starb im April 2006 – wie erst zwei Wochen später bekannt wurde – einer von zwei Patienten, deren angeborene Immunschwäche von Frankfurter Medizinern mittels Gentherapie behandelt worden war. Dabei wurde versucht, defekte Gene in den Abwehrzellen durch intakte Erbanlagen zu ersetzen.

Derartige Zwischenfälle erschüttern das Vertrauen in die Medizin. Sie verstören, zumal es in diesen Fällen offenbar keine auf den ersten Blick erkennbaren Schuldigen gab. Denn so fürchterlich die Studien für die Patienten ausgegangen sind: Dem Würzburger Hersteller der in London getesteten Arznei waren bei der Produktion offenbar keine Verunreinigungen unterlaufen, und während der Tests im Tierversuch waren keine Nebenwirkungen aufgetreten.

Ähnliches galt für die schon als Durchbruch gefeierte Gentherapie in Frankfurt. Noch kurz vor dem Todesfall hatten die Forscher ihren vermeintlichen Erfolg gepriesen. Zurückhaltend zwar. Sie wussten schließlich, dass 1999 ein Achtzehnjähriger in den USA nach einer Gentherapie gestorben war und dass mehrere Kinder, die in Paris gentherapeutisch behandelt worden waren, Leukämie bekamen, weshalb diese Behandlungsmethode seit Jahren skeptisch betrachtet wird.

Den an der Gentherapie beteiligten Ärzten ist jedoch vorzuwerfen, dass sie zwar vom Tod des Patienten wussten, aber erst zwei Wochen später einer der Ärzte den Todesfall beiläufig auf einem Kongress erwähnte. So blieb das schale Gefühl, dass der Todesfall gerne verheimlicht worden wäre. Das war unredlich gegenüber einer Öffentlichkeit, die sich getäuscht sieht – und gegenüber Kranken, die hoffen, dass die Gentherapie ihnen eines Tages helfen könnte, wenn sonst nichts mehr hilft. Das Schweigen der Ärzte zeugt von Misstrauen gegenüber den Patienten.

Sicher ist es unangenehm, Therapieversagen oder Todesfälle eingestehen zu müssen. Kunstfehlerprozesse haben aber gezeigt, dass Patienten Verständnis dafür haben, wenn es in der Medizin zu Nebenwirkungen und Todesfällen kommt. Kein Verständnis haben sie für Versuche, Zwischenfälle zu vertuschen, oder für selbstherrliches Verhalten der Mediziner.

Ärzte meinen offenbar immer noch, Patienten die Wahrheit nicht zumuten zu können. Das zeigt sich daran, dass sie in der Mehrzahl der Fälle nicht transparent machen, wann und warum es zu Komplikationen gekommen ist.

Todesfälle oder schwere Komplikationen durch Nebenwirkungen von Medikamenten ereignen sich meist, wenn Ärzte falsche Mittel kombinieren oder zuwenig berücksichtigen, dass Patienten Arzneimittel nicht so gut abbauen können wie vermutet – beispielsweise bei einer verminderten Nierenleistung. Allerdings nimmt auch ein Fünftel der Patienten im Krankenhaus Medikamente ein, ohne dass der Arzt etwas davon weiß. »Weil es der Tante schon geholfen hat«, bekommen Mediziner dann oft zu hören.

Der Skandal ist nicht nur der einmalige Kunstfehler oder der missglückte Medikamententest. Skandalös sind die vielen kleineren und größeren Fehler in der Behandlungsroutine von Krankenhäusern und Arztpraxen – bis hin zu dem täglichen Chaos in den Pillendosen.

11. Erste Hilfe:
Was sich dringend ändern muss

Die Medizin wäre eine wunderschöne Disziplin, wenn nur die Patienten nicht wären. Das ist das schon erwähnte Lieblingsmotto etlicher Ärzte. Diesen Satz muss man derzeit leider umkehren, dann wird ein Schuh draus: Die Medizin wäre eine wunderschöne Disziplin, wenn manche Ärzte nicht wären. Da man diese Ärzte aber nicht einfach in den Ruhestand versetzen kann, wäre es für die Patienten hilfreich, wenn die Mediziner die folgenden Empfehlungen wenigstens gelegentlich beherzigen würden.

Schluss mit der Krankrederei
Was Ärzte mit unbedachten Diagnosen auslösen können, wie Patienten manche Fachausdrücke verstehen, und warum es falsch ist, wenn Ärzte jede harmlose Anomalie erwähnen.

Ärzte sollten versuchen, ihre Patienten zu verstehen und ihre Bedürfnisse zu erkennen. Das klingt banal, ist aber nicht leicht umzusetzen. Wie die Kommunikation zwischen Arzt und Patient misslingen kann, habe ich unter anderem anhand einer eigenen Erfahrung gezeigt, die ich am Anfang des Buches schildere: Ich war ein junger Assistenzarzt in der Klinik und antwortete einer besorgten Patientin auf ihre Frage, ob sie sterben müsse, dass wir alle mal sterben müssten. Das war arrogant und völlig an ihren Ängsten und Sorgen vorbei.

»Wer Kinder behandelt, muss sich bücken können«, lautet

ein Motto von Kinderärzten. Dass man sich bemühen muss, eine Verständigungsebene mit den Patienten zu erreichen, gilt aber nicht nur für Kinderärzte, es gilt für alle Ärzte.

Gibt es eine gemeinsame Verständigungsebene und erkennt der Arzt, was der Patient eigentlich will, lässt sich häufig die nahezu tragische Situation verhindern, dass Patienten Sicherheit und Entlastung suchen, aber eine neue, verunsichernde Diagnose inklusive Rezept beim Arzt bekommen. Ärzte können in vielen Fällen nicht abschätzen, was sie mit beiläufig dahergesagten Untersuchungsergebnissen bei Patienten anrichten können. Die Ärzte wissen zwar, dass sich hinter diesem oder jenem Fachausdruck nur eine harmlose Anomalie verbirgt, eine Veränderung, die keinerlei Krankheitsbedeutung hat. Den Patienten ist das aber in den allermeisten Fällen überhaupt nicht klar.

Da ist etwa die siebenundvierzigjährige Germanistin, die immer Herzrasen verspürt und panische Angst vor einem Infarkt hat. Ihre Mutter ist bereits an einem Herzschlag gestorben, ihre Großmutter ebenfalls. Sie hat sich beim Kardiologen wiederholt »durchchecken« lassen, wie sie es nennt, und der hat ihr auch wortkarg bescheinigt, dass alles soweit in Ordnung sei. Nun ja, bis auf diesen Mitralklappenprolaps, den er festgestellt habe, diese Vorwölbung einer Herzklappe. Aber deswegen müsse sie sich keine Sorgen machen.

Macht sie sich aber doch. Der Arzt weiß, dass ein Mitralklappenprolaps wirklich nur ein harmloser Befund ist. Die Germanistin denkt hingegen, dass der Doktor ihr nur nicht sagen will, dass dies der Beginn ihrer Laufbahn als Herzkranke ist. Er weiß: Mitralklappenprolaps ist harmlos. Sie hört nur die dramatisch und nach Fachchinesisch klingende

Diagnose, mit der sie nichts anfangen kann, die sie jedoch fürchtet. Die Integrität ihres Körpers ist bedroht, da kann noch soviel gutes Zureden des Arztes nichts daran ändern.

Das gleiche gilt auch für den Begriff der Extrasystolen, den Ärzte immer wieder gegenüber Patienten verwenden – darunter verstehen Mediziner Herzschläge außerhalb des normalen Rhythmus, die ebenfalls in vielen Fällen keine krankhafte Bedeutung haben, aber, einmal geäußert, die Patienten stark verunsichern. Wird den Patienten erklärt, dass es völlig normal ist, wenn sie ihr Herz manchmal stolpern spüren und sogar gelegentlich das Gefühl haben, dass es kurz aussetzt, sind sie meistens beruhigt. Hören sie allerdings den Begriff Extrasystolen, der das gleiche auf medizinisch bedeutet, befürchten sie, an einer schweren Krankheit zu leiden.

Es gibt Dutzende weiterer Beispiele für diese unnötige Krankrederei, die Patienten verunsichert und am Ende manchmal wirklich krank macht. Mir wurden bereits Herzklappenfehler, ein chronisches Rückenleiden, eine Nierenzyste, akuter Haarausfall im Jugendalter und einiges mehr angedichtet, ohne dass auch nur eine dieser Behauptungen sich bewahrheitete. So etwas muss nicht sein.

Liebe Ärzte, redet bitte nur über die Befunde und Diagnosen, die für die Patienten auch eine Bedeutung haben.

Keine Angst mehr vor den Patienten

Warum Ärzte den Patienten die Wirklichkeit hinter ihren Beschwerden lassen sollten, was tatsächlich hinter manchen Symptomen steckt, und wieso die Zweiteilung der Medizin endlich überwunden werden sollte.

Es gibt Ärzte, die scheinen Angst vor den Patienten zu haben. Sie wirken kontaktscheu und schweigsam. Schauen auf den Boden, wenn ihnen auf dem Gang in der Klinik Kranke oder deren Angehörige begegnen, gehen ihnen aus dem Weg, sind verschlossen in ihrer Praxis. Sie wirken so, als ob man sie als Patient bloß nicht behelligen sollte mit seinen Sorgen und Problemen.

Patienten stört das. Patienten stören sich an vielen Dingen. Meistens trauen sie sich aber nicht, das auch zu sagen.

In Umfragen beklagen Patienten, dass sie schon nach wenigen Sekunden von ihrem Arzt in der Sprechstunde unterbrochen werden. Der Arzt unterbricht sie, weil er will, dass die Kranken und Hilfesuchenden endlich auf den Punkt kommen. Doch was ist der Punkt?

Der Arzt unterbricht die Patienten auch, weil er in vielen Fällen Angst davor hat, sich ihre persönlichen Probleme anhören zu müssen. Viele Ärzte empfinden es als lästig, wenn zu den körperlichen Symptomen plötzlich die seelischen Nöte und sozialen Schwierigkeiten kommen. Etliche Ärzte möchten sich allein auf die medizinischen Mängel der Kranken konzentrieren. Fangen die Patienten an, über ihre sonstigen Sorgen zu reden, so befürchten manche Ärzte, dass ihnen das zuviel Zeit raubt und den Blick auf die medizinischen Probleme verstellt.

Das Gegenteil ist der Fall. Patienten möchten ihre Sicht des Leidens darstellen und die Bedeutung vermitteln, die sie ihren Symptomen beimessen. Dass sie dieses Bedürfnis dringend verspüren, zeigt sich auch daran, dass die Deutschen im Durchschnitt 16,3mal im Jahr den Arzt aufsuchen – so oft wie keine andere Nation. Wahrscheinlich hören die Mediziner den Patienten hierzulande zuwenig zu und erkennen nicht, was den Rat- und Hilfesuchenden eigentlich wichtig ist, deswegen müssen die Klagen beharrlich wiederholt werden. Doch nach wie vor wird die »sprechende Medizin« von den Ärzten selbst wie vom Gesetzgeber und den Gesundheitsbürokraten viel zu stiefmütterlich behandelt – oder die Ärzte sprechen über etwas, das die Patienten nicht berührt und betrifft.

Zwar hat der Krankenstand 2006 wieder einmal ein neues Rekordtief erreicht – bereits 2005 war schon eine Rekordmarke erreicht worden. Das liegt aber nicht daran, dass die Menschen gesünder geworden wären. Die Leute trauen sich nur nicht mehr, krank zu Hause zu bleiben. Sie schleppen sich lieber zur Arbeit, als zu häufig zu fehlen und womöglich den Job zu riskieren. Gleichzeitig nehmen aber die psychischen Störungen, die unklaren Beschwerden und Befindlichkeitsstörungen zu. In der Gesundheitspolitik jedoch wird nichts dafür getan, diese Sorgen und Bedürfnisse der Patienten ernster zu nehmen.

Dabei wäre das dringend nötig. Schließlich konstruiert jeder Mensch – ob gesund oder krank – seine individuelle Wirklichkeit. Heilung kann besonders dann gelingen, wenn Mediziner die je eigene Wirklichkeit ihrer Patienten berücksichtigen. Wird die Bedeutung der Beschwerden vernachlässigt, ist die Prognose schlecht. So haben beispielsweise Rükkenschmerzen fast immer auch eine psychische Komponente, sind Ausdruck von Problemen am Arbeitsplatz oder im Privatleben. Vor diesem Hintergrund versteht man auch, warum eine Operation bei chronischen Rückenschmerzen manchmal erfolgreich verläuft und manchmal an den Beschwerden gar nichts ändert. Eine Krankheit ist nun mal mehr als die Summe ihrer Symptome.

Um dies zu erkennen, muss aber endlich die Zweiteilung der Medizin aufgehoben werden, die Thure von Uexküll, der Mitbegründer der Psychosomatik in Deutschland, bis zu seinem Tod 2004 immer wieder beklagt hat: »Die Medizin ist streng getrennt in eine Medizin für Körper ohne Seelen und in eine Medizin für Seelen ohne Körper.«

Uexküll kämpfte in seinen letzten Lebensjahren für die Idee einer integrierten Medizin. Das bedeutet, die Psychosomatik nicht als eigenes Fach für Spezialisten zu etablieren, sondern als Bestandteil jeder medizinischen Disziplin zu sehen. Die Medizin sollte demnach den hilfesuchenden Menschen und seine Bedürfnisse in den Mittelpunkt stellen und den Kranken nicht nur als körperliches Mängelwesen, sondern als Individuum begreifen, das außer organischen auch psychische und soziale Notlagen kennt.

Liebe Ärzte, versteht die Medizin als Heilkunst und nicht als technokratische Wissenschaft, in der die Patienten nur lästige Störfaktoren sind.

Kranke dürfen nicht zu Kostenfaktoren
reduziert werden

Warum ein Igel nicht nur ein possierlicher Winterschläfer ist,
wann Patienten zu Kunden werden und eine Arztpraxis zum
Basar verkommt, und worauf es im Krankenhaus ankommt.

Ökonomisierung und Nutzenabwägung durchdringen die Medizin immer stärker. Wer von Fallpauschalen, Effizienzsteigerung und Budgets redet, wenn er die medizinische Versorgung Kranker meint, hat nicht hilfsbedürftige Patienten im Blick, sondern reduziert Kranke zu Kostenfaktoren und Ärzte zu Leistungserbringern. Krankenhausärzte achten inzwischen darauf – und sie werden von ihren kaufmännischen Vorständen dazu angehalten –, dass sie nicht zu viele Patienten stationär aufnehmen, die teuer in der Betreuung sind und lange Liegezeiten verursachen, ohne wirklich etwas einzubringen.

Ähnliches gilt für Ärzte mit eigener Praxis. Sie sind um das richtige Mischungsverhältnis ihrer Klientel bemüht. Voller Sorge um ihr wirtschaftliches Überleben achten sie permanent darauf, dass auch genügend »Verdünnerscheine« abgerechnet werden können. Als Verdünnerscheine werden die Patienten bezeichnet, die nur mit einer Lappalie in die Praxis kommen und allenfalls ein billiges Rezept abholen oder preiswert untersucht und behandelt werden. Ein hoher Anteil an Verdünnerscheinen erlaubt dem Arzt im Ausgleich, dass er viele lukrative Patienten behandeln kann.

Auch wenn Ärzte es noch nie verachtet haben, gut zu verdienen, scheuen selbst immer mehr Standesvertreter vor dem Primat des Geldes in der Heilkunde zurück. »Medizin wird zur Ware, der Arzt zum Verkäufer, der Patient zum Kunden«, beklagen auch viele Ärzte angesichts der immer weiter um sich greifenden IGeL-Angebote.

IGeL steht für »individuelle Gesundheitsleistung« und bezeichnet medizinische Verfahren, die nicht von der Kasse übernommen werden. Das hat seinen Grund, denn dabei handelt es sich in der Mehrzahl um fragwürdige Therapien und Diagnostik ohne Erkenntnisgewinn, schlicht: um Beutelschneiderei auf Kosten der Patienten. Zudem steht es im Ermessen der Mediziner, welchen Preis sie für welche Leistung verlangen. Nach verschiedenen Erhebungen bietet mittlerweile fast die Hälfte aller niedergelassenen Ärzte ihren Patienten die dubiosen Verfahren an. Die Arztpraxis verkommt zum Basar.

Was niedergelassene Ärzte durch emsiges IGeLn erreichen, leisten im Krankenhaus die Controller und Kaufmännischen Direktoren: die schleichende Umwandlung zu medizinischen Profitcentern. In der Klinik werden Chefärzte und Abteilungsleiter unter Druck gesetzt. Die Finanzverwalter verlangen von ihnen, auf teure und aufwendige Interventionen zu verzichten und statt dessen Behandlungen anzubieten, die sich finanziell eher lohnen.

»Machen Sie halt nächstes Jahr weniger Epilepsien und Multiple Sklerose und dafür hundert Schlaganfälle mehr«, bekam ein Neurologe von einem Controller zu hören.

Längst werden Patienten in Krankenhäusern nach ihrer Finanzkraft – das heißt nach ihrem Versichertenstatus oder ihrer Bereitschaft, selbst zu zahlen – eingestuft und nicht danach, wie dringend ihr Leiden ist und ob sie einer Therapie bedürfen.

Liebe Ärzte, wehrt euch gegen die zunehmende Ökonomisierung der Heilkunde – oder macht wenigstens deutlich, wenn eine Entscheidung aus finanziellen Gründen anders ausfällt als aus medizinischen.

Ärzte sollen Patienten versorgen oder forschen – nicht beides

Welche Wege Ärzten in der Medizin offenstehen,
was für Folgen schlechte Forschung für Patienten haben kann,
wie Studienergebnisse manchmal in die Irre führen, und warum ein
bisschen Statistik nicht schaden kann.

Seit Jahren gibt es die Forderung, die medizinische Ausbildung nach dem Studium in drei große Stränge zu unterteilen, damit nicht manche Ärzte sowohl die Patienten versorgen als auch im Labor arbeiten müssen, denn das kann auf Dauer nicht gutgehen. Verfolgt man dieses Modell, gäbe es nach dem Studium drei Wege für Mediziner: Einer wäre der des klinisch tätigen Arztes, der ausschließlich die gute Versorgung der Patienten im Blick hat und sich nicht um Forschung kümmert. Der zweite Weg wäre der des Wissenschaftlers, der medizinische Grundlagen im Labor oder mit Hilfe anderer Techniken untersucht. Der dritte Weg wäre der des klinischen Forschers, der Studien mit Patienten plant und organisiert. Dabei werden neue Medikamente oder andere Therapieverfahren getestet, und es wird untersucht, ob sie wirklich Vorteile gegenüber herkömmlichen Behandlungsmethoden bieten. Doch alle diese Vorschläge sind bisher nicht oder nur rudimentär befolgt worden. Noch immer machen zu viele Mediziner zuviel schlechte Forschung.

Das hat Folgen. Gerade wenn neue Therapien miteinander verglichen werden, gibt es viele Fallstricke, die zu einer einseitig verzerrten Interpretation der Daten führen können und womöglich erhebliche Auswirkungen auf die Sicherheit von Patienten haben. Ärzte wissen beispielsweise schon seit langem, dass es einen Einfluss auf den Therapieerfolg hat, ob sie selbst an die Wirksamkeit eines Präparats glauben und den Patienten diesen Glauben auch vermitteln. Als Placeboeffekt oder auch als »Droge Arzt« wird das bezeichnet.

Um diesen Effekt zu vermeiden, wird versucht, klinische Studien »doppelblind« zu planen, das heißt, weder der Teilnehmer noch der Arzt wissen, ob der Proband den neuen Wirkstoff oder ein Scheinmedikament bekommt, das meist aus Zuckerkügelchen besteht. Zudem müssen die Teilnehmer ausgelost und nach dem Zufallsprinzip auf die Gruppen verteilt werden, die den echten Wirkstoff oder ein Placebo einnehmen. Dabei müssen sich die beiden Gruppen trotzdem weitgehend gleichen, das heißt ihre Altersstruktur, die Geschlechtsverteilung, aber auch der Anteil der Raucher, Trinker und der an anderen Leiden Erkrankten sollte ähnlich sein, um diese eventuellen Störfaktoren möglichst auszuschließen.

In die Irre führen können auch Studienergebnisse, die rückwirkend erhoben wurden und die Überlegenheit einer bestimmten Diagnose- oder Behandlungsmethode suggerieren. Denn bei solchen retrospektiven Beobachtungen kommt es häufig zur Verzerrung durch Selektion: So weiß man, dass Menschen, die etwa freiwillig Vorsorgeuntersuchungen wahrnehmen, sowieso gesünder leben als die übrige Bevölkerung. Wird bei dieser Gruppe eine verlängerte Überlebensrate festgestellt, ist dies meist nicht auf die Vorsorge oder eine andere medizinische Maßnahme zurückzuführen, sondern darauf, dass diese Menschen eh mehr für ihre Gesundheit tun. Vermeiden lässt sich diese statistische Falle, wenn die Studie »prospektiv« geplant ist, also eine mögliche Wirkung in der Zukunft untersucht – und zwar an Teilnehmern, die sich nicht wesentlich unterscheiden.

Ähnlich wichtig wie diese Prinzipien ist es, dass Ärzte Patienten die Risiken und Wahrscheinlichkeiten richtig vermitteln, die mit einer Therapie oder Diagnostik einhergehen. Wenn beispielsweise bei einem Eingriff, der an zehntausend Patienten vorgenommen wird, nur noch tausend statt zweitausend Patienten sterben, ist das zwar eine relative Risikominderung um 50 Prozent, aber die Wahrscheinlichkeit einer Komplikation bleibt immer noch sehr hoch. Stirbt nur noch einer statt zwei von zehntausend Patienten, beträgt die relative Risikominderung ebenfalls 50 Prozent. Die Gefahr einer Komplikation ist dann aber insgesamt sehr gering. Deshalb müssen Patienten die Informationen transparent und exakt vermittelt werden. Nur dann können sie die Wahrscheinlichkeit von Nebenwirkungen realistisch bewerten.

Alle diese Grundsätze – und weitere Empfehlungen für klinische Studien und die Risikoabschätzung für Patienten – werden im Medizinstudium nur unzureichend vermittelt. Das Fach Biomathematik führt ein Schattendasein und wird meist zu früh im Studium gelehrt, als dass die Studenten schon erkennen könnten, wofür sie es einmal gebrauchen können. Später, während der Doktorarbeit oder wenn die ersten Erfahrungen mit klinischen Studien oder im Labor gemacht werden, steht den angehenden Medizinern in der Regel niemand zur Seite, der sich wirklich mit diesen Fragen auskennt. Erst wenn die Daten schon erhoben sind und eine Zahlenflut ausgedruckt ist, rennen viele Mediziner zum Statistiker, auf dass dieser die Zahlen so lange schüttele, bis sich irgendein Zusammenhang ergibt. Dann ist es fast immer zu spät, und zu diesem Zeitpunkt lässt sich eine Untersuchung, die in die Zukunft weist, nicht mehr planen.

Liebe Ärzte, entscheidet euch für die Arbeit mit Patienten oder in der Forschung, aber vermischt und vernachlässigt nicht beides gleichzeitig und baut darauf noch eure Karriere.

Neue Ärzte braucht das Land

Warum sich die Medizinerausbildung dringend ändern muss, was angehende Ärzte im Studium nicht lernen, und weshalb an den Universitäten viel zuwenig Geld in die Lehre fließt.

Rund dreihunderttausend Mediziner sind in Deutschland ärztlich tätig. Doch nicht alle taugen für die praktische Arbeit mit Patienten. Das ist kein Wunder, denn an deutschen Universitäten hat die Arztwerdung des Menschen noch immer viele Schwachstellen. Besonders häufig bleibt allerdings die Menschwerdung der zukünftigen Doktoren auf der Strecke.

Das soll sich ändern, denn die Defizite sind seit langem bekannt. Seit 2004 sind die Universitäten verstärkt in der Pflicht, die künftigen Ärzte endlich viel stärker fächerübergreifend und problemorientiert auszubilden und die »praktische Anschauung« zu verstärken. Studenten sollen – wie es im schönsten Amtsdeutsch heißt – lernen, »unter Anleitung am Patienten tätig zu werden«, was ihnen in den Jahren zuvor nur wenn sie Glück hatten, aber nicht systematisch beigebracht wurde.

Diese Vorgaben klingen zwar naheliegend, es käme aber fast einer Revolution des Medizinstudiums gleich, wenn sie umgesetzt würden. Denn bisher ist das Medizinstudium ein Hort theoretischer Wissensvermittlung: Naturwissenschaften werden fast immer ohne Praxisbezug gepaukt und dominieren die ersten Semester. In den klinischen Fächern ist der Praxisbezug und Kontakt zu den Kranken viel zu gering – und die ersten Patienten, die Medizinstudenten überhaupt zu sehen bekommen, sind reglos und stumm: Es sind die Leichen in der Anatomie.

Auch im klinischen Abschnitt glänzt das Studium nicht durch Praxisnähe: Die meisten Universitäten bieten Frontalunterricht vor mehr als zweihundert Hörern. Im begleitenden Praktikum dürfen sich die Studenten gelegentlich zu Patienten an die Bettkante setzen und Fragen stellen. Sind die Dozenten schlecht organisiert, findet der Kurs ohne Kranke statt, die Studiosi untersuchen sich dann lustlos gegenseitig. Wenige Reforminseln wie die Universität Witten/ Herdecke oder der Reformstudiengang an der Berliner Charité können die Misere an den meisten der fünfunddreißig Medizinfakultäten in Deutschland nicht verdecken.

Wie man mit Kranken und Hilfsbedürftigen umgeht oder Angehörige eines Sterbenden anspricht, wird in sechs Jahren Regelstudienzeit nicht unterrichtet. Menschlichkeit lässt sich zwar nur bedingt erlernen, doch das ist kein Grund, im Studium keinen Wert darauf zu legen.

Die fehlende Einübung von Rücksicht, Einfühlungsvermögen und sozialen Kompetenzen ist aber nicht das einzige Manko. So lernen die Studenten auch kaum, wie sie Patienten richtig untersuchen sollen. Mit wieviel Druck kann man eine Leber oder den Bauch abtasten, wie lässt sich die Funktion eines Gelenks testen? In Prüfungen wurde dies bisher kaum abgefragt: Lehrbuchwissen, nicht praktische Erfahrung zählte, um Arzt zu werden. Das Multiple-Choice-System, bei dem in der Prüfung aus vorgegebenen Antworten die richtige Lösung ausgewählt werden muss, ist zwar wieder etwas zurückgenommen worden. Es war aber nur Ausdruck, nicht Ursache der praxisfernen Ausbildung.

Aus Medizinstudenten, die auf diese Weise auf ihren Beruf vorbereitet werden, entwickeln sich später eher Ärzte, die sich von Menschen abwenden, ihre Patienten ins CT stekken, ihnen Blut abnehmen und alle möglichen weiteren Tests anordnen, bevor sie die Kranken untersuchen. Dabei könnten nach verschiedenen Erhebungen 90 Prozent der Diagnosen allein durch eine sorgfältige Krankenbefragung und -untersuchung gestellt werden.

Mangelhaft ausgebildete Studenten verwandeln sich mit dem Abschlussexamen nicht automatisch in gute Ärzte. Die Defizite der Ausbildung erklären zugleich einen Großteil der allseits beklagten Schwächen des Gesundheitssystems: zuwenig sprechende Medizin, fehlende praktische Erfahrung, kaum Qualitätskontrollen. Wer trotzdem ein guter Arzt geworden ist, hat sich seine Fähigkeiten meist durch gut ausgewählte Famulaturen, Auslandspraktika und regelmäßige Fortbildungen erworben, weil er wusste, dass viele wichtige Fähigkeiten, die ein Arzt haben sollte, nicht im Studium vermittelt werden.

Zwar steht die grundlegende Umstrukturierung der Ärzteausbildung mittlerweile an allen Universitäten auf der Tagesordnung, aber sie kommt nur schleppend voran. Theoretisch begrüßen viele Mediziner die Reformen, doch die Praxis hindert sie an der Umsetzung. Denn die Medizinfakultäten haben mit mindestens drei Problemen zu kämpfen: Den meisten Universitätsklinika werden die Zuschüsse vom Land gekürzt. Gleichzeitig soll das Arbeitszeitschutzgesetz umgesetzt werden, das Ärzten nach Jahren der Überlastung endlich kürzere Dienst- und längere Ruhezeiten garantiert. Das erfordert mehr Personal und erhöht die Kosten. Während das Geld weniger wird, steigen die Anforderungen an die Ausbildung. Hierfür müssten Ärzte als Ausbilder geschult oder zumindest zeitweise für die Lehre freigestellt werden. Auch das kostet.

»Es ist zum Davonlaufen«, sagt ein Leitender Oberarzt. »Endlich könnten die Mängel behoben werden, unter denen schon wir im Studium litten. Nun fehlt das Geld.«

Liebe Ärzte, kümmert euch um die praxisnähere Ausbildung des medizinischen Nachwuchses und bildet euch selbst in den Bereichen fort, die in eurem Studium zu kurz gekommen sind.

Prinzip Hoffnung: Es gibt auch andere Ärzte

Glücklicherweise gibt es auch Ärzte, die man eher lieben und nicht hassen sollte. Ein paar Beispiele, was sie für ihre Patienten tun, wofür sie sich aufopfern und warum sie zum Vorbild für andere Mediziner taugen.

Die Ärzte, die in diesem Buch beschrieben sind, gibt es, auch wenn sie verfremdet sind, damit man sie nicht wiedererkennt.

Die Geschichten sind alle wahr. Aber natürlich gibt es auch andere Mediziner, und hoffentlich machen sie noch immer die große Mehrheit aus.

Es gibt Mediziner wie beispielsweise den Arzt, der seinen Patienten nach der Entlassung aus dem Krankenhaus noch persönliche Briefe nach Hause schreibt, sie fragt, wie es ihnen geht, und ihnen in seinen persönlichen Briefen Mut und Zuversicht zu vermitteln versucht. Der ihnen mitteilt, welche Ressourcen er noch bei ihnen entdeckt hat und dass er eine große Kraft bei ihnen spürt, mit dem Leiden zurechtzukommen.

Es gibt Mediziner, die wie der niedergelassene Chirurg in der Großstadt erkennen, wo es den Patienten weh tut, wenn sie sagen, dass es ihnen weh tut. Die auch die psychische und soziale Not hinter den körperlichen Beschwerden erkennen und schnell herausfinden, was den Patienten wirklich fehlt.

Es gibt Mediziner wie den Internisten an einer Universitätsklinik, der akribisch jede Studie zu verstehen versucht, weil er die Patienten medizinisch optimal behandeln will, und trotzdem ein großes Herz hat und ihre Bedürfnisse nicht vernachlässigt.

Es gibt Mediziner wie den Assistenzarzt in einer Herzklinik, der alle zwei, drei Jahre den Ausbildungsort gewechselt hat, weil er jeweils bei den Ärzten ausgebildet werden wollte, die über die größte klinische Erfahrung verfügten. Es ging ihm nicht um seine Karriere, sondern er wollte an die Orte und Krankenhäuser, an denen die beste Medizin betrieben wurde.

Es gibt Mediziner wie den Kinderarzt aus der Metropole, der, obwohl er mitten in der Großstadt lebt und arbeitet, immer noch Hausbesuche macht und auch am Sonntag Kinder besucht, um nach ihrem Bauchweh und ihrem Fieber zu schauen.

Es gibt Mediziner wie den Arzt einer achtundachtzigjährigen Patientin, die zu Hause umgefallen ist, während ihr Sohn mit der Familie gerade im Urlaub war. Es ist ihr nichts Schlimmes passiert außer ein paar Prellungen, es geht ihr wieder gut, aber seit dem Zwischenfall besucht der Arzt die ältere Dame jeden Donnerstag – egal, wie es ihr geht. Er ruft vorher an, ob es passt, und dann schaut er bei ihr vorbei.

Es gibt Mediziner wie den Allgemeinarzt, der eine an Nierenkrebs erkrankte Patientin bis zu ihrem Tod zu Hause besuchte und die letzten drei Wochen jeden Abend bei ihr vorbeikam, nachdem seine Sprechstunde beendet war. Er saß dann an ihrem Bett, untersuchte sie, sprach mit ihr und den Angehörigen und fragte, wie es ihr ginge. Ob die Schmerzen erträglich seien und wie sie sich mittlerweile fühle.

Er hatte sich um eine besonders schonende Schmerztherapie bemüht, die noch nicht in allen Apotheken zu bekommen war. Trotzdem machte er diese Arznei seiner Patientin auf verschlungenen Pfaden verfügbar, weil sie auf diese Weise von ihren Kindern und einer Pflegekraft zu Hause betreut werden konnte, ohne schlechter versorgt zu sein als im Krankenhaus. Mit dem Morphin zum Inhalieren konnte sie und konnten ihre Angehörigen selbst die Dosis bestimmen, die sie an Schmerzmitteln zu sich nahm. Das war wichtig, weil sie in den Tagen vor ihrem Tod immer wieder im Wechsel von Ängsten und heftigen Schmerzzuständen geplagt zu sein schien. Wurden die Schmerzen stärker, gaben ihr ihre Kinder einen Hub Schmerzmittel mit dem Inhalierspray.

Die sechsundsiebzigjährige Dame war zwar auch schon vorher bei diesem Hausarzt gewesen. Als es ihr noch gutging, hatte sie gelegentlich über ihn geschimpft, weil er keine Zeit hatte beziehungsweise sich keine Zeit für sie nahm. Er hatte zwar sieben Kinder, aber trotzdem ärgerte sie sich darüber, dass er sich zuvor sowenig um sie kümmern konnte. Aber jetzt, wo es darauf ankam, war er da, die letzten Tage vor ihrem Tod sogar zweimal täglich. Den Angehörigen sagte er, dass sie ihn Tag und Nacht anrufen könnten und dass er jederzeit für sie da sei. So war es auch. Er sprach mit den Schwestern von der Sozialstation, die inzwischen die Pflege mit übernommen hatten und sich um die Patientin kümmerten. Mit ihnen stimmte er ab, was zu tun war. Nur weil dies so gut klappte und weil sich die Angehörigen so aufopferungsvoll kümmerten, konnte die ältere Dame zu Hause gepflegt werden, bis sie im Kreis ihrer Angehörigen friedlich und still starb, so wie es sich die meisten Menschen wünschen, es aber nur den wenigsten vergönnt ist.

Liebe Ärzte, bleibt für eure Patienten da.

12. Überlebenshilfe für Ärzte – Tips für den Alltag

*Welche zukünftige Entwicklung in der Medizin droht, was
Gesundheitskunden sind, warum es sich nicht lohnt, zum
ethischen Märtyrer zu werden, wie Ärzte Veredelungsfälle
gewinnen, und warum ein Pathologe keine Chance hat, ihnen den
gerade erwachten Selbsterhaltungstrieb zu verleiden.*

Liebe Ärztinnen und Ärzte! Sie sind unzufrieden, überarbeitet, kurz vor der Pleite, obwohl Sie sogar Hausbesuche machen? Sie ziehen im Preiswettbewerb den kürzeren gegenüber Discountdoktoren im In- und Ausland? Im Krankenhaus streikt das Assistenzarztproletariat, Sie schieben einen Dienst nach dem anderen, aber die Klinik schreibt rote Zahlen?

Das muss nicht sein. Es gibt ein paar einfache Regeln, mit denen Sie Ihre Praxis in ein florierendes Gesundheitszentrum und die Klinik in ein medizinisches Profitcenter verwandeln können.

I.

Nennen Sie sich Gesundheitsberater und Befindlichkeitsbegleiter. Arzt klingt zu defensiv. Arzt hört sich nach Reparatur an, wenn es fast schon zu spät ist. Sie hingegen werden zukünftig nicht primär Kranke behandeln, sondern Gesunde davon überzeugen, dass sie sich früher um ihr Wohlergehen kümmern müssen. Vorsorge und Prävention sind die Schlagworte. Machen Sie deutlich, dass der eigene Körper das lohnendste Ziel für Investitionen ist. Erwähnen Sie beiläufig die Diagnosedrohung, die noch jeden Patienten verunsichert hat: Es gibt keine Gesunden, nur Menschen, die nicht ausreichend untersucht worden sind.

II.

Vermeiden Sie den Begriff »Patienten«. Menschen, die freiwillig zu Ihnen kommen, sind Gesundheitskunden. Vermitteln Sie Kunden immer, dass Sie sie ernst nehmen, selbst wenn Sie vom ihrem angelesenen Halbwissen genervt sind. Nur so lassen sich Patienten, Verzeihung: Kunden, davon überzeugen, Individuelle Gesundheitsleistungen (IGeL) zu bezahlen. Die kosten zwar viel Geld und sind medizinisch umstritten oder nutzlos. Dafür stärken sie die Geschäftsbeziehung. Mehr als die Hälfte aller Praxisärzte bietet IGeL an, Sie sind also in bester Gesellschaft. Außerdem sind da pro Jahr zwischen 30 000 und 50 000 Euro zusätzlich drin.

III.

Laden Sie Gerhard Riegl als Referent in Ihre Klinik oder Praxis ein. Im Mai 2006 hat der Marketingprofessor von der Fachhochschule Augsburg auf dem Chirurgenkongress in Berlin Grundsätze für die moderne Heilkunde verkündet. »Werden Sie zum Medizinmanager, sonst sterben Sie den Tod als ethischer Märtyrer«, hat er gesagt. Stimmt, schließlich kann man sich als Arzt, pardon: Gesundheitsberater, nicht um alles Leiden in der Welt kümmern. Deshalb Schluss mit »moralinsauren Appellen an die ärztliche Ethik«, wie schon ein Leserbriefschreiber im *Deutschen Ärzteblatt* gefordert hat. Er empörte sich über einen Artikel, in dem davor gewarnt wurde, dass Mediziner das Vertrauen ihrer Patienten missbrauchen, wenn sie immer mehr unnötige Leistungen berechnen.

IV.

Befolgen Sie Riegls Quote: »Mindestens 5 Prozent Veredelungsfälle pro Klinik.« Dazu sollten Sie nicht primär die Betreuung der Region im Auge haben. »Nicht wohnortnahe Medizin, sondern markenorientierte Medizin« lautet die Devise. Nur so lassen sich »Edelpatienten« gewinnen. Schluss mit der Gleichmacherei. Eine süddeutsche Universitätsklinik hat intern schon 2001 festgehalten, welche Klientel anzuwerben ist: Am lukrativsten sind ausländische Selbstzahler aus den USA und dem arabischen Raum. Dann natürlich deutsche Privatpatienten, bis heute leider nur 10 Prozent der Versicherten. Dann die Ausländer, die sich erst zieren, dann aber doch einen angemessenen Obolus entrichten. Andere Patienten muss man nicht anwerben, die kommen von allein.

V.

Um anspruchsvolle Gesundheitskunden zu halten, müssen Mitarbeiter gut geschult sein. Das kostet. Als Sparmaßnahme für teures Personal empfiehlt Marketingexperte Riegl »Outsourcing in Verdi-freie Zonen«. Sollte es unmöglich sein, die Dienstleistungsgewerkschaft Verdi zu umgehen, hilft eine »Qualitätsallianz in Centers of Excellence«. Viel zu spät haben Kliniken angefangen, ihre Privatstationen aufzuhübschen. Moderne Kunst statt vergilbter Porträts der Chefärzte, Hostessen statt strenger Ordensschwestern, Cateringservice vom Traiteur statt Streichkäseecken auf Graubrot aus der Klinikküche.

VI.

Gehen Sie als Chefarzt oder Oberarzt offensiv nach draußen. »Patienten werden außerhalb der Klinik gewonnen, in der Klinik behandelt«, sagt Riegl. Das kann gelingen, wenn Ärzte liebenswürdige Macken zeigen und eine Aura verbreiten. Ein Arzt sollte irgendwie »merk-würdig« sein, damit er als Markenartikel wirkt. Und er muss präsent sein – Vorträge für Laien halten, Leserbriefe schreiben, das können selbst Ärzte. Motto: »Work smarter, not harder.«

VII.

Steigern Sie mit subtilen Andeutungen die Nachfrage der Patienten nach den Zusatzleistungen, die Sie im Angebot haben. »Die gesetzlichen Krankenkassen schränken ja ihr Leistungsspektrum immer stärker ein«, ist eine ideale Möglichkeit, das Gespräch mit einem Gesundheitskunden zu beginnen, der noch nicht weiß, was für ihn gut ist. Dann müssen Sie zum entscheidenden Schlag ausholen: »Wir finden es jedoch unethisch, Versicherte über Möglichkeiten der modernen Medizin im unklaren zu lassen.« Weitere Tips unter www.medwell.de oder in Zeitschriften wie *IGeL plus* oder *IGeL aktiv*.

VIII.

Lassen Sie Ihre Mitarbeiter Aufgaben übernehmen, für die Sie zu teuer sind. »Zu dem Rentner, den der Arzt wöchentlich besucht, kann er auch mal die Helferin schicken«, ermunterte die *Ärzte-Zeitung* vor kurzem Mediziner, sich auf das Kerngeschäft zu konzentrieren und ihre Zeit nicht mit zeitaufwendigen Patienten zu verbringen, die nur reden wollen. Schließlich sind Sie als Arzt für wichtigere Dinge ausgebildet. »Patienten warten darauf, etwas von ihrem Arzt empfohlen zu bekommen«, weiß die *Ärzte-Zeitung.*

IX.

Gründen Sie ein Gesundheitszentrum in der Nähe Ihrer Praxis. Ihr Partner kann die Leitung übernehmen. Hier werden die Vital-, Aufbau- und Zusatzkuren vertrieben, die Sie in Ihrer Praxis empfehlen. Hier können Sie als Hautarzt kosmetische Dienstleistungen ausgliedern, hier können Sie als Chirurg Schönheitsoperationen durchführen, hier können Sie als Internist Ihren Gerätepark ausnutzen oder mit Wohlfühlangeboten Kunden anwerben, die Sie sonst an Wellnesshotels verlieren würden.

X.

Lassen Sie sich nicht beirren. Jörg-Dietrich Hoppe, seinerzeit Präsident der Bundesärztekammer, sprach zwar 2005 davon, dass immer öfter »Kommerz statt Mildtätigkeit« das Arzt-Patienten-Verhältnis bestimme. Doch was soll das? Der Mann ist Pathologe und schneidet Leichen auf – er musste nie Patienten anwerben. Helga Kühn-Mengel, Patientenbeauftragte der Bundesregierung, nahm sogar das hässliche Wort »Abzocke« für den erwachten Selbsterhaltungstrieb vieler Mediziner in den Mund. Wenn AOK-Autoren – wie in einer Analyse der IGeL-Praxen 2005 – weinerlich davor warnen, dass »der Patient zum Kunden wird und Gesundheit zur Ware«, muss man ihnen entgegnen: Stimmt, das ist das Ziel.

Fazit:

Sie müssen kein Halbgott in Weiß sein, sondern ein Markenartikel in Weiß. Wer sich nicht an diese Empfehlungen hält, braucht sich nicht zu wundern. Dann sind Praxis oder Klinik voll mit Gesundheitskunden, die – wenn es schlimm kommt – gesetzlich krankenversichert sind, kaum Geld bringen, alt und womöglich sogar richtig krank sind. Sie haben die Wahl: Jeder Arzt hat die Patienten, die er verdient.

13. Überlebenshilfe für Patienten – Ärztelatein und andere Begriffe, die nicht im medizinischen Wörterbuch stehen

Ärzte genießen es bisweilen, sich mit Hilfe von Fachbegriffen über ihre Patienten und andere Unwissende zu erheben. Besonders gerne lassen sie ihr Medizinerlatein während der Visite fallen oder wenn sie in Anwesenheit der Patienten und Angehörigen mit einem Kollegen am Telefon über die Patienten reden. Meistens sind es die größten Gemeinheiten, die sie dann über die Kranken austauschen: diffamierend, verletzend und politisch unkorrekt. Wer wissen will, was sein Arzt wirklich über ihn denkt oder mit ihm vorhat – aber auch, was Ärzte übereinander denken und sagen –, sollte die folgenden Begriffe besser kennen.

Abschieben: Einen Patienten ohne erkennbaren medizinischen Grund auf eine andere Station verlegen. Meist ein Zeichen dafür, dass der Patient nicht sehr beliebt ist oder seine verschiedenen gesundheitlichen Probleme nerven (siehe auch: **Gomer** und **Turfen**)

Adipositas per magna: Vornehme Umschreibung für extremes Übergewicht, das mit normalen Begriffen kaum noch zu beschreiben ist (siehe auch: **DDD** und **Idealfigur** und **pinguis**)

Amortisationstherapie: Das teure, neu angeschaffte Gerät muss ausgelastet werden. Der Patient droht ein Opfer unnötiger Untersuchungen zu werden (siehe auch: **Arabergestüt** und **PP-Syndrom**)

Anatomische Normvariante: Außergewöhnlich attraktive Patientin oder besonders gut gebauter Patient (siehe auch: **Idealfigur**)

Anser: Gans, dumme (siehe auch: **Asinus** und **Capra** und **klimakterisch akzentuierte Vitalitätsschwankung**)

AOK-Schweine: Patienten der gesetzlichen Krankenversicherung, egal, welcher Kasse sie angehören (siehe auch: **DDD**)

AR: Steht eigentlich für Absolutes Risiko – ein Begriff aus der Statistik. Bedeutet aber im Klinikjargon, dass ein Patient einem unerfahrenen jungen Arzt in die Hände fällt (siehe auch: **RR** und **Jugend forscht**)

Arabergestüt: Aufwendig sanierte Privatstation, die hauptsächlich für Patienten aus dem vorderen Orient reserviert ist, wird manchmal auch als Dubai-Flügel bezeichnet (siehe auch: **Nervus rerum** und **PP-Syndrom** und **Morbus mediterraneum**)

Asinus: Esel (siehe auch **Anser** und **Capra**)

Äthylismus: Alkoholismus (siehe auch: **C-2-Abusus**)

Balneotherapie angeraten: Patient sollte dringend baden oder duschen (siehe auch: **Externes Pigment**)

Bewässern: Älteren, ausgetrockneten Patienten etwas zu trinken geben bzw. ihnen mit Hilfe von Infusionen Flüssigkeit zuführen (siehe auch: **Morbus Freitag**)

Bradiphrenie, maligne: Der Patient leidet an bösartiger geistiger Verlangsamung (siehe auch: **Extraorbitalinfraluminiert** und **DDD** und **Low-IQ-Syndrom**)

Capra: Ziege, blöde (siehe auch **klimakterisch akzentuierte Vitalitätsschwankung**)

Cave linguam: Hüte deine Zunge. Pass auf, was du sagst. Patient hört mit (siehe auch: **Extra muros**)

C-2-Abusus: C_2H_5OH ist die chemische Formel für Alkohol. Der Patient trinkt zuviel, ist vermutlich sogar Alkoholiker (siehe auch: **Äthylismus**)

c. p.: Vom Lateinischen caput piger. Der Patient hat einen faulen Kopf, ist ein Drückeberger, Blaumacher, Faulpelz, der nur darauf wartet, von seinem Arzt frühberentet oder arbeitsunfähig geschrieben zu werden

Compliance-Versager: Patient, der sich überhaupt nicht an die Empfehlungen des Arztes hält (siehe auch: **Therapieversagen, multiples**)

DDD: Das Triple-D steht für »dick, diabetisch, doof«: Einschätzung von Zuckerkranken, deren Blutzucker immer wieder entgleist und die sich offenbar nicht an die Therapievorgaben der Ärzte halten können (siehe auch: **Extraorbitalinfraluminiert** und **Bradyphrenie, maligne** und **Low-IQ-Syndrom**)

Dekompensiert: Meint ursprünglich das Versagen oder einen bedrohlichen Funktionsverlust einzelner Organe. Mittlerweile aber allgemeine Bezeichnung für körperlichen und/oder seelischen Zusammenbruch. Wird von Ärzten auch gern zur Beschreibung zwischenmenschlicher Schwierigkeiten gebraucht: »Sie fand unsere Beziehung **insuffizient** und ist dann völlig **dekompensiert.**« (siehe auch **kompensiert** und **Mindesthaltbarkeitsdatum abgelaufen**)

Diarrhoe, verbale: Der Patient, seine Angehörigen oder andere Ärzte reden entschieden zuviel (siehe auch: **Logorrhoe, maligne** oder **Inkontinenz, sprachliche**)

Einlauf: Ursprünglich Spülung oder Untersuchung des Dickdarms, bedeutet aber mittlerweile, Patienten mit besonders unangenehmen Untersuchungen zu traktieren

Essentiell: Der Arzt weiß auch nicht, was der Grund für die Beschwerden des Patienten ist, sagt das aber lieber auf Latein (siehe auch: **funktionell** und **idiopathisch**). Beispiel: **essentielle, idiopathisch-funktionelle Störung**

Ex juvantibus: Versuchsweise Therapie, vielleicht hilft es ja und beruhigt den Patienten (siehe auch: **u. a. f.**)

Expectative Therapie: Abwarten, wird auch ohne Arzt besser – das Gegenteil von u. a. f.

Externes Pigment: Dreck, der Patient sollte sich mal wieder waschen (siehe auch: **Balneotherapie angeraten**)

Extra muros: Wörtlich: außerhalb der Mauern, bedeutet – wie auch der Begriff »ante portas« –, dass etwas nicht für Patientenohren bestimmt ist

FFFF: Fat, female, fecund, forty – steht für »dick, weiblich, fruchtbar (d. h. hat Kinder), vierzig (Jahre alt)« und ist die aus dem Englischen abgeleitete Abkürzung für Menschen, die ein besonderes Risiko für Gallensteine und -koliken haben. Geht manchmal auch einher mit **DDD**

Flatulenz: Der Patient lässt häufig Winde fahren (siehe auch **Halitosis** und O. S.)

Funktionell: Der Arzt weiß auch nicht, was der Grund für die Beschwerden ist, sagt das aber lieber auf Latein (siehe auch: **essentiell** und **idiopathisch**). Beispiel: **funktionelle, essentiell-idiopathische Störung**

Gomer: Unbeliebter, meist älterer Patient, der neu aufgenommen werden muss. Aus dem Mediziner-Kultbuch *House of God* von vielen Ärzten übernommene Abkürzung für »Get out of my emergency-room«, zu deutsch: »Raus aus meiner Notaufnahme« (siehe auch: **Abschieben** und **Turfen**)

Habilitationsbraut: Zweite Frau oder neue Freundin oder neue Affäre, wenn erste Schritte der Klinikkarriere (d. h. die Facharztausbildung und eventuell die Habilitation) abgeschlossen sind

Halitosis: Der Patient stinkt aus dem Mund (siehe auch: **Flatulenz** und **O. S.**)

Hyperaktiver Patient: Ein anstrengender Kranker, der viele Ärzte aufsucht und sich nach Zweitmeinungen und Zusatzgutachten erkundigt

IAG: »In Amerika gewesen« – Voraussetzung für eine erfolgreiche Klinikkarriere in Deutschland. Immer noch besser, in Harvard, Yale, Stanford oder Princeton den Fußboden gewischt zu haben, als während der Ausbildung in Deutschland geblieben zu sein (siehe auch: **Habilitationsbraut**)

Iatrogen: Bedeutet soviel wie »ärztlich«. Bezieht sich meist auf durch Ärzte verursachte Komplikationen und Nebenwirkungen

Idealfigur, fränkische oder schwäbische oder hessische (je nach Region): Meint stark übergewichtige Patienten aus dem Umland der jeweiligen Klinik, die beispielsweise bei einer Körpergröße von 1,60 Meter 100 Kilogramm wiegen und zumeist an einem **Low-IQ-Syndrom** und/oder **Äthylismus** leiden (siehe auch: **DDD**)

Idiopathisch: Der Arzt hat auch keine Ahnung, was der

Grund für die Beschwerden ist, sagt das aber lieber auf Latein (siehe auch: **essentiell** und **funktionell**). Beispiel: **Idiopathisch-funktionelle, essentielle Störung**

IGeLn: Angebot von unnötigen und unwirksamen Untersuchungen und Behandlungen, die von den Patienten aus eigener Tasche bezahlt werden müssen. Enorme Einnahmequelle für Ärzte in eigener Praxis (siehe auch: **Verdünnerschein**)

Inkontinenz, sprachliche: Ein Patient, Angehöriger oder ärztlicher Kollege kann die Worte nicht halten und redet entschieden zuviel (siehe auch: **Diarrhoe, verbale** oder **Logorrhoe, maligne**)

Insuffizient: Schlecht, unzureichend – ist eigentlich alles im Krankenhaus: die Kooperation der Patienten, die Unterstützung durch die Kollegen, die Bezahlung, die technische Ausstattung. Meint ursprünglich eine unzureichende Organfunktion. Wird von Ärzten gern zur Beschreibung zwischenmenschlicher Schwierigkeiten gebraucht: »Sie fand unsere Beziehung **insuffizient** und ist völlig **dekompensiert**.« (siehe auch: **kompensiert**)

Jugend forscht: Unerfahrene Ärzte probieren eine ungesicherte Behandlung aus oder experimentieren im Labor ohne Sinn und Verstand (siehe auch: **AR**)

Klimakterisch akzentuierte Vitalitätsschwankung: Anstrengende Patientin in den Wechseljahren (siehe auch: **Anser** und **Capra**)

Kompensiert: Zustand kurz vor dem Zusammenbruch. Kann sich auf Patienten beziehen, denen die Therapie zusetzt, oder auf Ärzte, die überlastet sind (siehe auch: **dekompensiert**)

Lauterbach: Nach einem beliebten Gesundheitsexperten benannte Umschreibung für einen Arzt, der besonders in Anwesenheit des Chefs viele Vorschläge macht, aber wenig davon umsetzt (siehe auch: **Diarrhoe, verbale** oder **Logorrhoe, maligne** oder **Inkontinenz, sprachliche**)

Logorrhoe, maligne: Der Patient redet zuviel (siehe auch: **Diarrhoe, verbale** oder **Inkontinenz, sprachliche**)

Low-IQ-Syndrom: Geistige Gemütlichkeit (siehe auch: **Extraorbitalinfraluminiert** und **Bradyphrenie, maligne** und **DDD**)

Mamma Pendulans: Hängebrust

Mauer: Ein Arzt, der nahezu jeden Neuzugang eines Patienten verhindern kann und deshalb in der internen Klinikhierarchie ganz oben steht (siehe auch: **Sieb**)

Mietmaul: Arzt, der für fürstliche Honorare sogenannte Fortbildungen auf sogenannten Fortbildungsveranstaltungen der Pharmaindustrie hält (siehe auch: **Pharmastrich**)

Mindesthaltbarkeitsdatum abgelaufen: Hat mindestens zwei Bedeutungen: a) Schlechte Prognose; der Tod wird nicht mehr lange auf sich warten lassen (siehe auch: **Vorge-**

altert); b) Ende einer Beziehung ist absehbar, es wird bald zur Trennung kommen (siehe auch: insuffizient und dekompensiert)

Morbus Freitag: Schwemme älterer Patienten zur Aufnahme am Freitagnachmittag, meist weil Angehörige, Hausärzte oder Heime die Betreuung der Senioren am Wochenende nicht übernehmen können oder wollen. Der Grund für die Aufnahme ist meist Flüssigkeitsmangel (siehe auch: Bewässern)

Morbus mediterraneum: Klagende, sich beschwerende Haltung von Menschen mit Migrationshintergrund (siehe auch: Arabergestüt)

Morbus Wochenende: Erhöhtes Krankheits- und Sterblichkeitsrisiko in Kliniken am Samstag und Sonntag, weil die ärztliche Versorgung dann deutlich reduziert ist

MPU: vom Englischen »minimal publishable unit«, minimal publizierbare Einheit. Kleinste Menge von Forschungsergebnissen, die gerade noch in einer mittelmäßigen Fachzeitschrift veröffentlicht werden kann

Nervus rerum: Der Nerv der Dinge, der Kern der Sache – sprich: das Geld (siehe auch: PP-Syndrom)

O. S.: Oralsau. Fachbegriff unter Zahnärzten, die damit Patienten meinen, die es mit der Mundhygiene nicht so genau nehmen (siehe auch: Flatulenz und Halitosis)

Per ventum: Durch den Wind, der Patient ist verwirrt

Pharmastrich: Kongresse, Symposien und andere Veranstaltungen, die von der Pharmaindustrie finanziert werden und auf denen alle Redner Honorare von den Firmen erhalten, um die jeweiligen Produkte dezent, aber entschieden anzupreisen (siehe auch: **Mietmaul**)

Pinguis: Patient mit Gewichtsproblemen, der ziemlich dick ist (siehe auch: **Adipositas per magna** und **Idealfigur**)

PP-Syndrom: Privatpatienten werden bevorzugt behandelt, auch wenn das nicht immer zu ihrem Vorteil ist (siehe auch: **Privatbehandlung** und **RR**)

Privatbehandlung: Aufwendige, meist überflüssige, aber lukrative Diagnostik und Therapie bei Privatpatienten

Privatier: Patient, der privatversichert ist und sich in der Klinik ein bisschen erholen will, aber keine ernsthaften Beschwerden hat

Prognose, infauste: Der Patient hat nicht mehr lange zu leben (siehe auch: **dekompensiert** und **Mindesthaltbarkeitsdatum abgelaufen**)

RR: Steht eigentlich für »relatives Risiko«, einen Begriff aus der Statistik. Bedeutet im Klinikjargon, dass ein Privatpatient dem Chefarzt in die Hände fällt und von diesem auch behandelt wird, obwohl der Chef seit Jahren diese oder jene

Operation nicht mehr selbst gemacht hat (siehe auch: **AR** und **PP-Syndrom**)

Schuhbinder, königlicher: Wendiger Assistenzarzt, der sich dem Chef anschmiegt und auf starke Unterstützung seiner Karriere hofft

Sieb: Ein Arzt, der nahezu keinen Neuzugang eines Patienten verhindern kann und deshalb in der internen Klinikhierarchie ganz unten steht (siehe auch: **Gomer** und **Mauer**)

Somatoform: Ursprünglich ein Begriff, der die körperliche Ausprägung psychischer Beschwerden meint. Von Organmedizinern mittlerweile als Schimpfwort für Patienten gebraucht, die psychisch labil oder auffällig sind. Wird häufig verwechselt mit **idiopathisch-funktionell-essentiellen** Symptomen, bei denen der Arzt lediglich verbergen will, dass er keine Ursache für die Beschwerden findet

Späte Reize: »Der einzige Reiz, den alte Männer haben, ist der Hustenreiz.« Diese Erkenntnis findet sich ursprünglich in einem Pathologie-Standardlehrbuch, hat sich aber zur Beschreibung von Beschwerden bei Bronchitis verselbständigt

Supraorbitalinfraluminiert: Über den Augen unterbelichtet, das heißt geistig nicht sehr rege (siehe auch: **Bradiphrenie, maligne** und **Low-IQ-Syndrom**)

Therapieversagen, multiples: der Patient hält sich nicht an die Empfehlungen des Arztes (siehe auch: **Compliance-Versager**)

Turfen: International gebräuchlicher Ausdruck für das gekonnte Abschieben eines Neuzugangs (siehe auch: **Gomer** und **Mauer** und **Sieb**)

u. a. f.: vom Lateinischen »ut aliquid fiat« – damit überhaupt etwas geschehe. Der Arzt hat zwar keine Ahnung, bietet aber dennoch eine Therapie oder Diagnostik an, um den Patienten zu beruhigen. Besonders beliebt bei **idiopathisch-funktionell-essentiellen** Symptomen (siehe auch: **z. W. d. G.**)

Vegetativ labil: Patienten, die Symptome theatralisch übertreiben, zur Hypochondrie neigen oder Frühberentung oder Arbeitsunfähigkeitsbescheinigung begehren. Wird häufig als Schimpfwort für Patienten mit **somatoformen** Beschwerden benutzt

Verdünnerschein: Ein Patient in der Arztpraxis, der wenig Arbeit und Kosten verursacht und deshalb gerne gehalten wird, denn er »verdünnt« das Budget des Arztes, der entsprechend mehr lukrative Patienten behandeln kann (siehe auch **Nervus rerum** und **PP-Syndrom**)

Vilmarisieren: Nach dem ehemaligen Präsidenten der Bundesärztekammer benanntes Verhalten von Ärzten, die das »sozialverträgliche Frühableben« ihrer Patienten nicht mit aller Entschiedenheit verhindern wollen (siehe auch: **Jugend forscht**)

Vorgealtert: Ein Patient sieht nicht nur deutlich älter aus als er ist, auch sein Herz, Kreislauf, die Niere oder sonstige Organsysteme und Stoffwechselfunktionen sind weitaus schlechter, als es dem kalendarischen Alter entspricht (siehe auch: **Mindesthaltbarkeitsdatum abgelaufen**)

z. W. d. G.: Zur Wiederherstellung der Gesundheit. Sollte zwar eigentlich der Zweck aller ärztlichen Bemühungen sein, es muss aber manchmal und von manchen Ärzten besonders betont werden, dass sie den Patienten jetzt helfen wollen (siehe auch **u. a. f.**)